No. 95

佐藤淑子
和田佳代子 ●編著

看護師のための

Web検索・文献検索入門

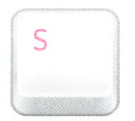

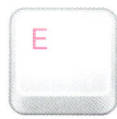

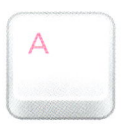

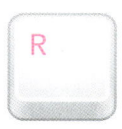

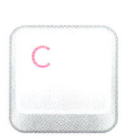

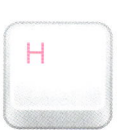

SEARCH

医学書院

はじめに INTRODUCTION

　看護師が仕事に関係する文献を読みたいと思うのはどのようなときでしょうか。看護研究を行うとき、それとも患者さんを前にして疑問があるときでしょうか。一方、日頃慣れてしまった日常業務の中で、自分自身を見つめることがあると思います。そんなとき、業務を振り返り、看護情報の世界はどのようになっているのかを知ることも大切です。このように、文献が求められる機会は多岐にわたると思います。

　経験も重要ですが、エビデンス（科学的根拠）のある看護を実践するためには、文献にあたることが大事です。

　2004年にJJNスペシャルNo.76『ナースのためのWeb検索・文献検索テクニック』を出版いたしました。No.76では、看護にとっての「情報」とは何なのか、そして安全な情報を効率よく検索するためにはどうしたらよいのか、特にインターネットを通じて必要な情報を確実に手に入れるための、具体的な検索テクニックを解説いたしました。

　あれから9年が経ちました。情報の世界は、以前からドッグイヤーといわれるほど変化が激しく、もはや昔日の感があります。インターネットの普及がさまざまな変革をもたらしましたが、その1つに電子ジャーナルの普及があります。つまり、文献の全文を簡単に手に入れることができるようになったのです。

　そこで本書では、欲しい文献情報をより早く、より多く、より正確に見つけ、集めるための文献の探し方と看護に役立つ検索サイトを詳しく紹介いたします。

第1章「看護とWeb検索・文献検索」では、看護に必要な情報活用能力をいかにして身につけることができるかを詳細にわかりやすく述べました。また、Web情報の扱い方、特にその信頼度の見極め方を情報の評価方法に言及してまとめています。そして適切な検索方法に導くため、大きく内容を進化させました。到着目標を基軸にして螺旋モデルや目標・到達のチェック表まで、理論に裏づけされた内容となっています。

　第2章「データベースで調べてみよう」では、看護の文献検索において欠かすことのできない「医中誌Web」「最新看護索引Web」「CINAHL」そして「PubMed」に多くのページを割いて説明しています。

　第3章「看護に役立つデータベースとWebサイト」では、図書館でのレファレンスとして利用する信頼性の高い情報を集めて、その検索方法まで解説いたしました。

　また、本文に書けなかった重要なファクターを「COLUMN」にしています。すべてのデータベースやWebサイトの項目は、日々利用者に接している図書館員が日頃の経験から培った力を注ぎ書きあげました。お役立てください。

　編集・執筆にあたっては、患者さんと向き合う看護師を念頭に置くことを常に心がけました。これをお読みくださった方にとって、よりエビデンスの高い看護の実践にお役に立つことができれば幸甚です。

2013年9月

佐藤 淑子・和田 佳代子

執筆者一覧 ABOUT THE AUTHORS

編著

- **佐藤 淑子**
  前・東京女子医科大学図書館

- **和田 佳代子**
  昭和大学歯学部歯学教育学部門

執筆（五十音順）

- **釜堀 千恵**
  鹿児島純心女子大学附属図書館

- **塩田 純子**
  東京医科大学事務局教育部

- **白川 智子**
  順天堂大学浦安キャンパス学術メディアセンター

- **高橋 由佳**
  昭和大学歯科病院図書室

- **西村 志保**
  日本医科大学中央図書館

- **山下 ユミ**
  京都府立医科大学附属図書館

本書の表記について

- 本書は、各種データベースやWebサイトで表示される画面を図として使用しています。画面上に表示されるボタンやタブなどは、本文において [　] で囲み表記しています。
- 本書は、2013年7月末日までに把握できた情報をもとに構成しております（一部内容を除く）。本書の発行後に、データベースやWebサイトの情報更新、変更が行われる場合がありますので、あらかじめご了承ください。

目次 CONTENTS

はじめに … ii
執筆者一覧・本書の表記について … iv

第1章　看護とWeb検索・文献検索　和田 佳代子 … 1

- 1-1　看護師と情報 … 2
- 1-2　文献・情報の種類を知っておこう … 6
- 1-3　Web情報の扱い方 … 10
- 1-4　適切な検索方法の習得 … 16

第2章　データベースで調べてみよう … 23

- 2-1　医中誌Web　高橋 由佳 … 24
- 2-2　JDream Ⅲ　釜堀 千恵 … 44
- 2-3　NDL-OPAC（国立国会図書館蔵書検索・申込システム）　釜堀 千恵 … 48
- 2-4　最新看護索引Web　白川 智子 … 56
- 2-5　CiNii Articles　塩田 純子 … 64
- 2-6　PubMed　山下 ユミ … 68
- 2-7　CINAHL　白川 智子 … 80

イラスト　　　永江 艶の
表紙デザイン　遠藤 陽一（デザインワークショップジン）
本文デザイン　加藤 裕子（hotz design inc.）

目次 CONTENTS

第3章 看護に役立つデータベースとWebサイト　塩田 純子・西村 志保 … 97

- no_01　メルクマニュアル医学百科（家庭版）… 98
- no_02　国立がん研究センター … 102
- no_03　日本看護協会 … 108
- no_04　Minds 医療情報サービス … 112
- no_05　厚生労働省 … 116
- no_06　おくすり110番 … 118
- no_07　医薬品医療機器総合機構 … 119
- no_08　北里大学電子情報検索システム（北里大学雑誌特集記事検索）… 120
- no_09　厚生労働科学研究成果データベース … 124
- no_10　日本語バイオポータルサイト　Jabion … 128
- no_11　闘病記ライブラリー … 132
- no_12　DiaL（社会老年学文献データベース）… 136
- no_13　子ども総研データベース … 138
- no_14　Winet（女性情報ポータル ウィネット）… 140
- no_15　心理尺度（項目）データベース … 142
- no_16　食品成分データベース … 144
- no_17　UMIN（ユーミン／大学病院医療情報ネットワーク）… 146

おすすめの医療情報リンク集 … 148

索引 … 149

COLUMN

- 一次資料と二次資料 … 9
- 機関リポジトリ … 15
- 検索の基礎知識 … 20
- 著作権と引用・参考文献 … 21
- 論文の種類 … 33
- シソーラスとマッピング … 35
- データベースの相互連携機能 … 55
- 思いついた言葉で探してみよう … 65
- MeSH と自動用語マッピング … 71
- Search details … 73
- データベースで検索した雑誌を探してみよう … 94
- メルクマニュアル18版 … 99
- キーワード検索のポイント … 100
- 診療ガイドラインを検索できるページ … 115
- 闘病記関連の情報 … 132
- 女性情報シソーラス … 140

第 **1** 章

看護と Web 検索・文献検索

1-1 看護師と情報

>> 医療に必要な情報検索

　臨床で働く看護師は、臨床上の問題を解決したり、看護研究を行うために、また、看護学生は授業で生じた疑問や問題を解決したり、看護研究やレポートを作成するために、文献や情報を検索する機会が多いと思います。

　また、患者の命と直結した職業である看護師は、常に細心の注意を払って情報を活用し、患者が持つさまざまな疾患やニーズに対応するために、先人や同輩たちの看護研究の成果（雑誌論文）や最新の医療情報を確認する必要があります。

　では、どのように文献や情報を収集すればよいのでしょうか。何か情報を得たいと考えたとき、多くの人がまずインターネットを使いWebサイトから情報を探す時代になってきました。ただ、YahooやGoogleなどの検索エンジンで手軽に検索した情報は信頼性がある確かな医療情報でしょうか？　看護の専門家として、患者への看護や説明にはインターネットに出ている「家庭の医学」レベルの情報で大丈夫でしょうか？　また、キーワードを入れると何万件もヒットする情報の中から、どの情報を選択すればよいでしょうか？

　多くの専門知識を生涯にわたって習得し、臨床や看護研究の場で直面する問題を看護の専門家として解決するためには、適切で正確な情報を収集することや、効果的な情報検索の方法を学ぶことが重要です。

>> 看護に必要な情報リテラシー

▶ 情報リテラシーとは

　医療の現場では、評価され信頼性の高い医療・看護情報を短時間で収集し、臨床で活用することが求められ、必要な情報を的確に発見し、評価し、利用する力が必要です。そのために必要な能力、つまり情報活用の技能や知識を使いこなす能力を情報リテラシーといいます[注1]。

注1）現在、「情報リテラシー」と「情報リテラシー能力」は、ほとんど同じ意味で使われることが多いです。

| 読み | 書き | そろばん |

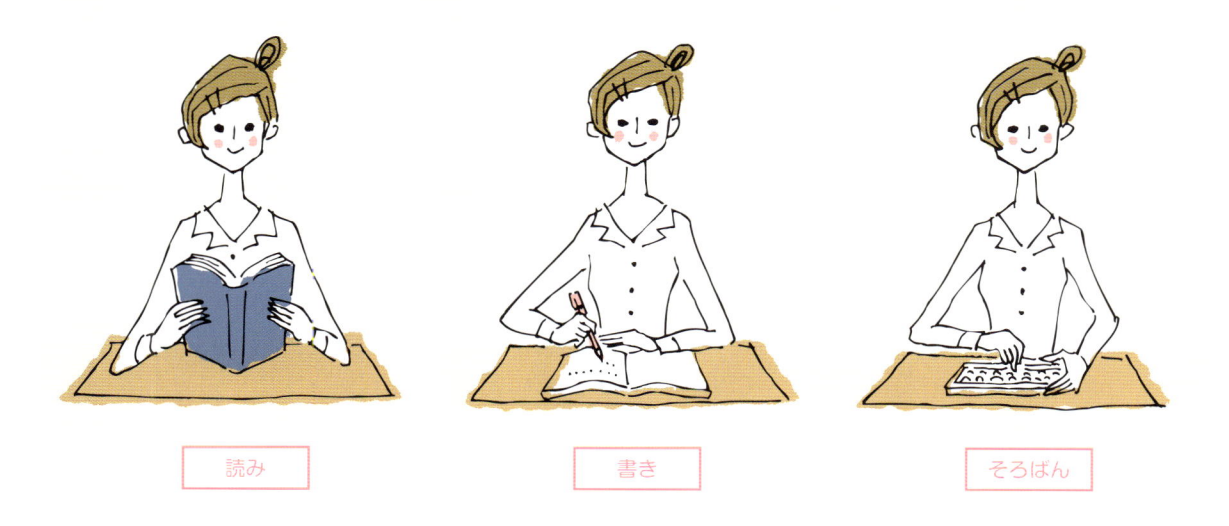

　一般的に情報リテラシーとは、情報活用能力といわれています。たとえるならば情報を活用するときの「読み・書き・そろばん」と考えるとよくわかります。

　「読み」とは、看護に必要な信頼できる最新の情報を検索・収集して、批判的に読み解き、情報を評価して使う（活用する）ことです。

　「書き」とは、収集した情報をもとに自分の意見や考えを表現し伝えることです。看護研究などがよい例でしょう。さらに、看護師が得た情報を臨床に生かすことも表現の1つです。

　「そろばん」とは、現在の高度情報化社会でいえば、インターネットやパソコンなどを道具として使いこなすことです。ワードやエクセルなどのソフト、またインターネットを単に使えるというだけではなく、たとえば電子カルテや病院の医療システム、医療機器をマスターすることも、看護師にとっての情報リテラシーの1つといえます。

　共同のコミュニティ（医療現場）の中で、最新で信頼できる医療知識や、患者へのよりよい看護を実践するために必要な情報を得て活用する能力が、看護師に求められる「情報リテラシー」です。情報リテラシーを身につけることができれば、臨床上の問題を解決したり、看護研究のために信頼できる医療情報を収集し、活用することができるようになります。一方、それらが不足していると、必要な情報を入手できなかったり、情報を相手にうまく伝えられなかったりすることもあります。「患者」を常に念頭におき情報を収集していく必要がある看護師にとって、情報リテラシーは必須の能力といえます。

表1-1 看護師に求められる情報リテラシー

① 必要な情報の性質と範囲を確定することができる

② 必要とする情報に効果的かつ効率的にアクセスすることができる

③ 情報と情報源を批判的に評価でき、なおかつ選択した情報を自分の知識基盤と価値体系に組み入れることができる

④ 特定の目的を達成するために、個人としてまたはグループの一員として、情報を効果的に利用することができる

⑤ 情報利用をめぐる経済的・法律的・社会的問題を理解し、倫理的・合法的にアクセスし利用することができる

高等教育のための情報リテラシー能力基準　5項目（米国の到達目標）より

▶ 求められる情報リテラシー

米国では、ハイスクール以上の高等教育において習得すべき情報リテラシー（情報活用能力）の基準を設けています[1]。それをもとに、どのような情報リテラシーを身につければよいか考えてみましょう 表1-1 [1]。

① 必要な情報の性質と範囲を確定することができる

臨床において、最新の医療情報の必要性を認識し、受け持つ患者に対して、どのような情報が必要かを判断することが求められます。また、自分が行うケアが、現在の看護の常識に合っているかどうかを常に確認しましょう。多くの文献情報に裏づけされた正確な知識を得たうえでケアを行うと、個々の患者ごとに異なる実践にも自信を持つことができます。

② 必要とする情報に効果的かつ効率的にアクセスすることができる

身近にあり、利用可能な情報源を選択しましょう。たとえば、Web環境や看護の専門図書を使えるかどうかを考えます。看護研究や患者への対応に必要な情報を検索するためには、どの資料を使えばもっとも効果的か、短時間で検索できるかなど、効果的な検索のための戦略を立てることが重要です。検索に最適なキーワードを選ぶことも効果的な戦略の1つです。

③ 情報と情報源を批判的に評価でき、なおかつ選択した情報を自分の知識基盤と価値体系に組み入れることができる

情報の信頼性や客観性を見極めるためには、情報の質を判断する目が必要です。無批判で手近な情報を受け入れるのではなく、選別し、信頼性の高い情報を利用する姿勢が大事です。複数の情報源から得た情報を比較してみると、おのずと正確で信頼性の高い情報がどれなのかがわかります。

さらに自分が持っている知識だけに頼るのではなく、過去の研究や現状を正しく確認し、そのうえに新しい知識や研究を積み重ねて情報を統合していく必要があります。

④ 特定の目的を達成するために、個人としてまたはグループの一員として、情報を効果的に利用することができる

検索した情報を組織化し、診療チームや個人で有効利用することが重要です。正確で評価の高い情報をチーム全体で共有することが、患者へのケアや医療現場での意思決定の基盤になることを認識しましょう。

⑤ 情報利用をめぐる経済的・法律的・社会的問題を理解し、倫理的・合法的にアクセスし利用することができる

Web情報や文献を利用するうえでのネチケットや著作権、また医療倫理や患者の個人情報に関する倫理、その他医療以外の問題にも細心の注意を払う必要があります。

[参考文献]
1) Association of College and Research Libraries：Information Literacy Competency Standards for Higher Education. ALA, Chicago, IL, 2000. http://www.ala.org/acrl/standards/informationliteracycompetency （参照 2013-08-25）.

1-2 文献・情報の種類を知っておこう

≫ 図書、雑誌論文、Web情報の違い

　現在、信頼度の高い看護・医療情報をWebから探す場合はもちろん、専門の図書や雑誌論文を探す場合も、インターネットを介して検索することが多くなってきました。そのため、パソコンの画面を見ていると、今、自分が検索している内容が、図書なのか雑誌論文なのか、わからなくなってしまうことが多々あります。

　図書や雑誌論文、Web情報では、情報の内容も検索方法もまったく異なります 図1-1 。それら異なる3種類を混同してしまうと、信頼性の高い情報を短時間で得ることはできません。

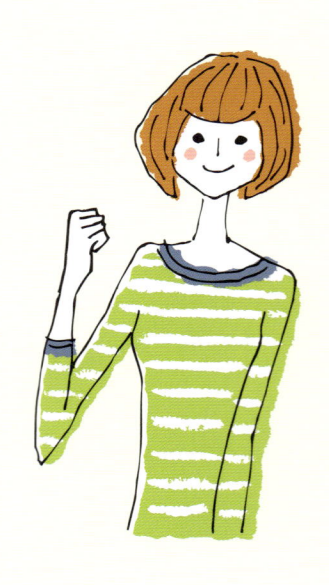

```
                                          探すときのツール

                          ┌─── ① 所属の大学・病院等の図書館
                          │      OPACや蔵書目録
               ┌─ 図書 ───┤
               │  探す単位は│
               │  1冊ごと  └─── ② インターネットの中の書店
               │              Amazon、Yahooブックスなど

                                          探すときのツール（二次資料）

               │              医中誌Web、JDream Ⅲ、
看護・医学情報 ─┼─ 雑誌論文 ── NDL-OPAC、最新看護索引Web、
の種類         │  探す単位は    CiNii Articles、PubMed、
               │  論文ごと     CINAHLなど

                                          主な情報Webサイト

               │              メルクマニュアル医学百科（家庭版）、国立がん
               │              研究センター、日本看護協会、Minds 医療情報
               │              サービス、厚生労働省、おくすり110番、医薬品
               │              医療機器総合機構、北里大学電子情報検索シス
               └─ インターネット── テム（北里大学雑誌特集記事検索）、厚生労働科
                  からの情報   学研究成果データベース、日本語バイオポータ
                              ルサイトJabion、闘病記ライブラリー、DiaL（社
                              会老年学文献データベース）、子ども総研データ
                              ベース、Winet（女性情報ポータル ウィネット）、
                              心理尺度（項目）データベース、食品成分データ
                              ベース、UMIN（ユーミン/大学病院医療情報ネッ
                              トワーク）など
```

図1-1　情報の種類と探すときのツール

▶ 図書とは

　図書は、1名から数名の著者により、1冊ごとに1つのテーマ（題名）で書かれています。専門家により吟味して執筆され、評価がすでに定まった事柄について系統的な知識を得られることが特徴です。探す単位は1冊ごとになります。

検索方法 🔍

> 図書館蔵書検索システムOPAC（Online Public Access Catalog）、NDL-OPAC国立国会図書館、国立情報学研究所CiNii Books

▶ 雑誌論文とは

　継続して定期的に発行される雑誌には、1冊の中に内容が異なる多くの論文や記事が集められています。雑誌論文は、臨床現場での最新情報やケアの方法、また看護研究の成果が掲載され、書籍に比べて情報が早いことが特徴です。探す単位は論文ごとになります。そのため、数多くの雑誌の中から必要な論文を探すために、二次資料と呼ばれるツール（データベース）があります[注2]。

　通常、データベースでは、雑誌論文の書誌事項しか検索できません。論文そのものは、雑誌の本体で確認する必要があります。なお、近年データベースを検索すると、全文が表示され、無料で読めたりダウンロードできる論文も増えてきています。

検索方法 🔍

> 医中誌Web（p.24）、NDL-OPAC（p.48）、最新看護索引Web（p.56）、PubMed（p.68）など

注2）本書では、データベースという用語を二次資料と同義としています。

NOTE

書誌事項

書誌事項とは、文献を入手するために必要な情報のことです。たとえば雑誌論文では、著者名、論題、雑誌名、掲載巻・号、ページ、出版年を指します。図書では、著者名、書名、出版者、出版年などです。

▶ Web情報とは

インターネットのWebサイトから入手・検索できる情報をWeb情報といいます。たとえば、GoogleやYahooなどに調べたいキーワードを入力すると、該当するWebページの検索結果が表示されます。その中から、自分の目的に合ったサイトを選んでください。図書や雑誌論文を探すデータベースと違い、情報そのもの（一次情報）を検索することができます（なお、信頼できるサイトの選び方については、p.12を参照）。

検索方法 🔍

メルクマニュアル医学百科（家庭版）のWeb版、国立がん研究センターなど（p.97以降）

COLUMN

一次資料と二次資料

図書や雑誌論文など、オリジナルの情報そのものを一次資料といいます。これに対して、二次資料とは、一次資料を探すための資料です。

医学や看護など医療分野では、1年間に約30万件という膨大な量の論文等の一次資料が生産されています。この中から必要な情報を探し出すために用いるツールが、文献データベースなどの二次資料です。二次資料は通常、「書誌事項」を集めて構成されているため（p.8）、たとえば雑誌論文を探す場合、著者名やタイトルなどさまざまな条件から論文を検索でき、複数の条件から検索することでニーズに合った論文を効率的に探すことができます。

以前は冊子体の二次資料が中心でしたが、最近はデータベースの形態、デジタル情報が主流になっています。本書で紹介している「医中誌Web」「最新看護索引Web」「CINAHL」などは、主に雑誌論文を探すことのできる二次資料の1つです。また、「CiNii Books」「NDL-OPAC；国立国会図書館サーチ」は、一次資料の存在の有無とともに、所蔵場所などを探すこともできるデータベース（二次資料）です。

1-3 Web情報の扱い方

≫ Web情報の利点と欠点

　Webを利用することが一般化し、さまざまな情報を効率的に短時間で得るためにはWebを介することが不可欠の時代になりました。利点が多いように思われがちですが、欠点もあるため、注意が必要な場合もあります 表1-2 。

→ 利点1 無料で、24時間いつでも、どこからでも、誰でも使える

　Web上の情報は無料のものが多く、時間帯や場所を選ばず"24時間いつでも、どこからでも"情報を検索することができます。もちろん、年齢、性別、職業を問わず、すべての人々が利用できることも特徴の1つです。

→ 利点2 さまざまな情報を入手できる

　医療の専門図書・雑誌と異なり、学術情報にくわえて、ニュースや天気予報、芸能、行楽情報など、ありとあらゆる情報を検索できます。雑誌論文になる前の最新の医療ニュースや、学会情報、患者が必要とする介護保険や患者家族会などの情報を検索するにも便利です。

　特に検索用語（キーワード）を組み合わせることにより、自分のニーズにより近い情報を効率的に検索・入手することができます。

→ 利点3 世界中から瞬時に情報が得られる

　図書や雑誌論文の場合、実際に入手するまでに時間がかかりますが、Web情報の場合は、キーワードを入れた瞬間に世界中から情報を得ることができます。

→ 利点4 情報の双方向性がある

　通常、図書や雑誌、新聞などの情報は、発信者側から読者への一方通行の状態ですが、Web情報では、利用者側からも、その情報や意見に対して、Web上で意見を述べたり、追加や修正をくわえたりすることもできます。

→ 欠点1 間違った情報があり、責任の所在が不明瞭なサイトが多くある

　図書や雑誌論文と違い、Webの情報は権威のある第三者が内容を確認する"査読"を経ていないものも多くあります。そのため、内容が間違っていても、インターネット上にそのまま発信されていることがあります。

　また、実名ではなく匿名やニックネームなどで投稿され、筆者が不明瞭な場合もあります。Web上の医療情報の中には誰が書いたかわからないサイトが多数あり、他者の情報を無断でそのまま利用して載せている（コピーペースト）場合もあります。間違った情報を患者に適用した場合、誰も責任をとってくれません。

→ 欠点2 情報の中身がすぐに変化する

　昨日載っていた情報が今日は削除されていることがあります。また、情報の削除や書き換えは第三者によって意図的に行われることもあるため、情報の内容を自分の知識と照らし合わせたり、更新日付を確認して利用しましょう。

→ 欠点3 ヒットする情報の量が膨大である

　Web上の情報は膨大な量であり、検索テーマと合っていても必要ではない情報も多数あります。過剰で不要な情報（ゴミの山）の中から、個々の患者に合った最適な情報を選択し、信頼できる医療情報を自分自身で評価し活用しなければなりません（情報の評価方法は、次頁の「Web情報の信頼度を見極めよう」を参照）。

表1-2 Web情報の利点と欠点

利点	無料で、24時間いつでも、どこからでも、誰でも使える
	さまざまな情報を入手できる
	世界中から瞬時に情報が得られる
	情報の双方向性がある
欠点	間違った情報があり、責任の所在が不明瞭なサイトが多くある
	情報の中身がすぐに変化する
	ヒットする情報の量が膨大である

≫ Web情報の信頼度を見極めよう（インターネット情報の評価方法）

　無料で検索できるWeb情報はすべて正しいわけではなく、責任の所在が不明瞭だったり、情報の中身がすぐに変化するという特徴があります。そのため、昨日は検索できた情報が今日は見られなくなっている場合もあります。たとえば「Goo」や「Yahoo」のように検索エンジンを提供している会社などには、免責事項についての記載があるページがあり、情報の信頼性に注意を促しています 図1-2 。

　無料のWeb情報やサイトを使うときは、出てきた情報を常に吟味し、評価してから使いましょう。特に、全文が手軽に読める情報の中には、著作権が解除された古い情報も含まれていることがあります。古い文献から得た知識をうのみにしたり、正確性や合法性の保証されていないサイトを利用した場合、医療過誤につながる恐れがあります。

免責事項

サイトや情報については内容の確認をしておりません。そのため当社は検索結果から参照されたサイトや情報の正確性、合法性、道徳性、著作権の許諾や有無、最新性、適切性（カテゴリーの適切性、妥当性を含みます）などその内容については一切保証致しかねます。

図1-2 免責事項の例

そのため、ある程度の基準を持って情報を評価する必要があります 表1-3 。表1-3 にあげた項目のすべてが満たされなくても大丈夫ですが、できるだけ満たしているものを選ぶほうがよいでしょう。また、Webのアドレスの末尾がac.jpやgo.jpのサイト、また、国立病院や大学附属病院、県立がんセンター、医療系学会などの公式サイトのホームページなど、信頼できるサイトから情報をふるうのも1つの手です。Web情報の信頼度を評価する際には、信頼できる図書の内容と比較し、吟味することも大切です。

表1-3 情報の評価方法

▶ **発信源・作成者は書いてあるか？**
　　個人名や所属が記載してあり、責任の所在が明確なものを選ぶ

▶ **企業や個人病院の広告ではないか？**
　　① Web サイトの目的と対象を確認する
　　② Web サイトのアドレスの最後が ac.jp（大学発信情報）、go.jp（政府発信情報）などを選ぶ

▶ **内容やデータの信頼性・客観性が自分の知識と合っているか？**

▶ **記事が書かれた日付や、更新日が記されているか？**

▶ **引用・参考文献が載っているか？**
　　個人・中小病院の医療情報の中には引用を明記せず、政府・大学の発信情報を無断利用し、同じ情報（文章）を載せている場合がある。元の情報源を確認する

▶ **免責事項の有無を確認する**

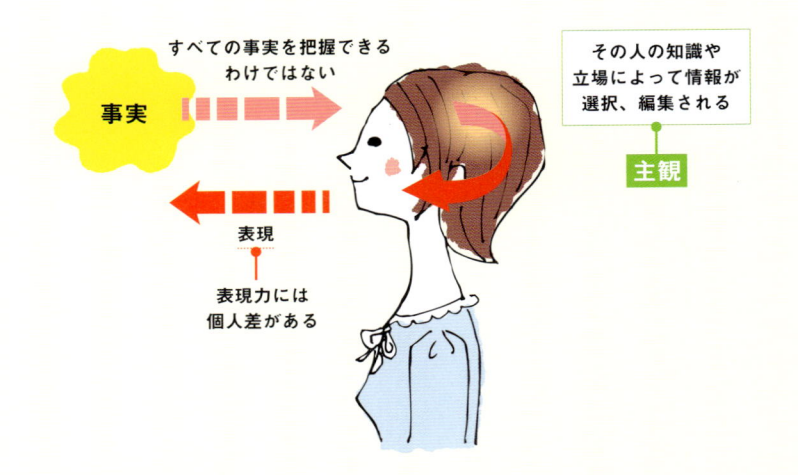

図1-3 情報にはバイアスがかかっている
(有吉末充：図書館員に求められる三つのC．日本図書館協会図書館利用教育委員会（編），情報リテラシー教育の実践，すべての図書館で利用教育を，p.48，日本図書館協会，2010.)

≫ 情報を選択するときの注意点

➡ すべての情報にはバイアスがかかっている

　すべての情報には"書いた人の主観"が入っています。事実をそのまま記載したつもりでも、情報には書き手個人のバイアスがかかっていると考えたほうがよいでしょう 図1-3 [1]。

➡ ウィキペディアは信頼して大丈夫？

　ウィキペディア（Wikipedia）は、誰もが匿名で自由に書いたり、内容を変更することができるサイトです。内容や信頼性に関しては、評価できるサイトとはいえません。しかし、疾患名や検査方法、また、言葉の意味などをとりあえず調べる"とっかかり"のツールとしては利用できます。"とっかかり"の情報から最新の図書や雑誌論文などにあたり、より正確な情報を得ることをおすすめします。また最近、米国では、医療情報については国の機関による確認を必須にしようという動きもあります。

> **COLUMN**
>
> ### 機関リポジトリ
>
> 機関リポジトリ（Institutional Repository）とは、大学や研究機関が教育研究成果（学術論文・紀要・研究報告書・学位論文など）を電子的形態で収集保管し、世界に向けてインターネット上で発信し、無償で公開しているものです。また、国立情報学研究所が運営するJAIRO（ジャイロ；Japanese Institutional Repositories Online）によって、機関リポジトリに蓄積された学術情報を横断して検索することができます。

➡ Googleは信頼して大丈夫？

　Googleには、著作権が解除された学術情報や、大学や政府の機関が公開している雑誌論文など、さらには多くの図書館の蔵書がデジタル化され登録されています。ただし、Googleが広告料によって運営されているサイトであること、また画面の最初にあがってくる情報は、Googleが設定したシステムにより優先順位がつけられていることを念頭においておきましょう。

≫ 信頼できる情報検索のガイドブックを利用しよう

　現在のように、膨大に溢れるさまざまな医療情報の中から、信頼性のある情報を自分で評価していく作業はとても大変です。評価の高い情報を効率よく得るためには、情報検索のガイドブックの利用がおすすめです。信頼できるデータベースや、評価されたWebサイトが紹介されているガイドを手元に、まずはお気に入りのサイトやデータベースを見つけて、いくつか試してみてください。どれか1つのサイトで検索の方法や手順を習得できれば、ほかのデータベースなどでも同じように利用できると思います。

[参考文献]
1）有吉末充：図書館員に求められる三つのC．日本図書館協会図書館利用教育委員会（編），情報リテラシー教育の実践，すべての図書館で利用教育を，p.48，日本図書館協会，2010．

1-4 適切な検索方法の習得

≫ 情報の"釣り方"は一生涯の宝物になる

　看護師や看護学生が文献を探すのはどんなときでしょうか。臨床では看護研究を行うときや、患者へのケアを実践する中で最新の医療情報や看護方法を確認する場合に文献を調べることが多いと思います。また看護学生は、学校でのレポートや卒業論文、臨床実習などの際に文献を検索すると思います。

　その際、どこから、何をテーマにして研究したり調べればよいのか、迷うことが多いのではないでしょうか。そのようなときはまず、自分の看護業務や経験から、疑問に感じたことや興味のあることなどをキーワードとして列挙すると、おのずと調べたい事柄や研究対象のテーマがわかってきます。また、興味のあるテーマをとりあげている専門雑誌や学術論文をざっと通覧してみると、自分の疑問が解けたり、"こんなテーマで看護研究やレポートを書いてみよう"という考えが浮かんでくることもあります。おぼろげながらでも大丈夫です。興味のあることや研究のテーマが見えてきたら、次はそれに関する情報集め＝文献検索です。

　また、さまざまな患者のケースにより、看護計画や看護方法が異なります。一人ひとりへのよりよいケアを行うためにも、科学的根拠（EBM）を持つ、多くの文献情報に裏づけされた知識が必要です。まわりの人や手近な資料から、とりあえず情報を得ていませんか？　適切な情報検索の方法を知らずに、手軽なインターネットのみから情報を得るのは危険です。

　日々進歩する医療現場における看護実践や、また看護研究を行う際には、信頼度の高い情報を得る方法を学んでおくことが必要です。

　文献検索の方法を学ぶことは、慣れないうちは面倒に感じるかもしれません。ただ、「魚を1匹もらえば1日の飢えをしのげるが、魚の釣り方を教われば一生の食を得られる」という中国のことわざ（一説）のように、医療の専門職にとって、情報の"釣り方"を知ることは一生涯の宝になるでしょう。

魚を一匹もらえば、　　　1日の飢えをしのげるが……　　　魚の釣り方を教われば、　　　一生の食を得られる

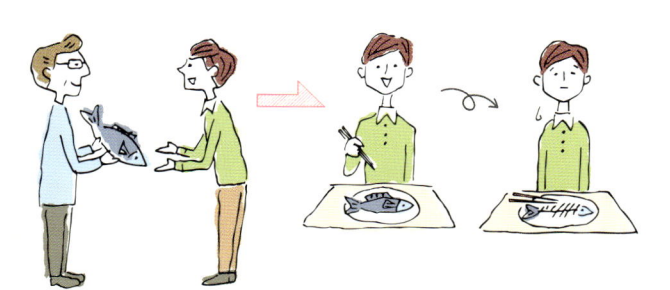

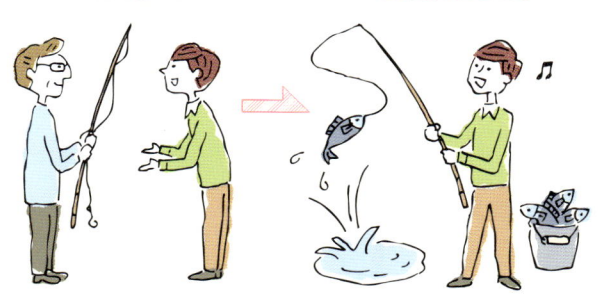

》情報検索の達人になるための到達目標
　　──螺旋モデル方式

▶徐々に情報検索能力の目標を上げていこう！　螺旋モデル方式

　検索方法を学ぶ際、従来は、①Web情報、②図書、③雑誌論文（データベース）の情報ツールを1種類ずつ習得していく積み重ね型の方法でした。たとえば、データベースの「医中誌Web」「PubMed」などをそれぞれ個別に教わった場合、講義で学んだことと、将来の自分たちの仕事に活用する場面が結びつきにくく、積み重ね型教育（講義型教育）では知識のみを習得してしまい、自己主導型の、問題解決に役立つ知識が身につかないことが多いといわれています[1]。

　R.M.Hardenは、Spiral model（螺旋モデル）の中で、基礎から臨床応用まで関連性を持たせ、自らが能動的に学習するしくみ（Active Learning）を提唱しています[2]。

　情報検索でいえば、知識（知っている）・技術（検索ができる）・応用（情報を臨床に応用できる）を初歩から順次レベルを上げて学習するしくみです。

　螺旋モデル方式では、日々変化する臨床で情報リテラシーを真に活用するために必要な、自主的に問題を発見し、解決していく力を身につけることができます。本書では、情報の信頼性を見極め、常に情報を評価して利用することを念頭（中心）に置きながら、初期目標、中期目標、最終目標、それぞれの段階ごとに上記①～③のツールを繰り返しながら使い、少しずつ目標を上げていく方法を提案します 図1-4 [2]。

　検索方法を学びながら、情報検索の初期、中期、最終目標を到達できているか、

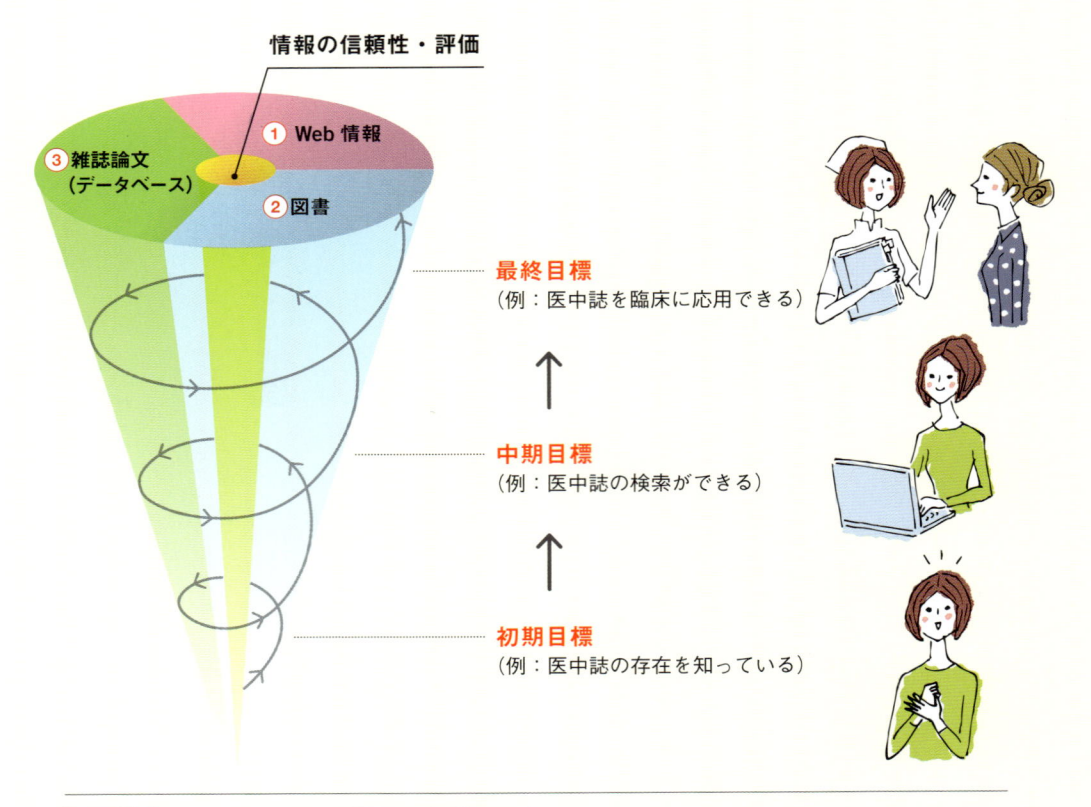

図1-4 情報リテラシー習得の螺旋モデル
(R.M.Harden：What is a spiral curriculum?．Medical Teacher21(2)：141-143, 1999 をもとに作成)

　自分で確認してみましょう 表1-4 。"既にこれは習得している"と自分が思ったら、次のステップに進んでもよいでしょう。ただし、本当に各目標をクリアできているかを確認するために、各ツールの検索方法をチェックしながら進めることをおすすめします。目標項目にあるチェック欄で自分の習得度を確認してみてください。

　また、検索ツールのうち、到達目標をクリアできていないものがあったとしても、先に進んでも大丈夫です。ほかのツールを習得すると、不得意なツールもだんだんと自然に習得できるようになります。

　"情報検索の達人"になるためには、図書情報から雑誌論文（データベース）検索、そしてWeb情報を組み合わせて学ぶことが大切です。情報検索の知識やスキル、情報を扱うときのコツを体得していくことにより問題解決能力、特に情報リテラシーが身についていきます。

　「情報の信頼性・評価」「得た情報を問題解決や検討に役立てる」ことは、目標の各段階でも意識しておく必要があります。

表1-4 各目標のチェックポイント

初期目標と到達の自己チェック

- □ ①必要な情報に効果的にアクセスするために、適切なキーワードを選択することができる
- □ ②Web情報：インターネット上には玉石混交のさまざまな情報が溢れていることがわかり、情報や情報源の信頼度を評価して使うことを認識できる
- □ ③図書：図書館などの蔵書検索システム（OPACなど）で必要な図書を探せる
- □ ④雑誌論文：医中誌Webなどデータベースの存在を知り、雑誌論文の重要性を認識する

中期目標と到達の自己チェック

- □ ①信頼性のあるWeb情報を選択し利用できる
- □ ②図書：図書の分類体系を理解し、探している図書がどの分類項目にあるかがわかる
  （例：心筋梗塞の図書を探すときに、図書が循環器疾患の分類にあることがわかる）
- □ ③雑誌論文：医中誌Web、最新看護索引Webなどデータベースを用いて臨床や看護研究に必要な雑誌論文を検索できる
- □ ④得た情報を問題解決や検討に役立てることができる

最終目標と到達の自己チェック

- □ Web情報、図書、雑誌論文の検索から臨床や研究に最適な文献を選択でき、臨床上の問題を解決するために信頼度の高い医療情報を活用することができる
- □ 生涯学習や看護研究において、批判的思考を持って情報を評価し、活用できる
- □ 「看護師に求められる情報リテラシー」の5項目（表1-1 参照）は達成できているか（各項目を自分でチェック）
- □ 情報を臨床に活用できたら、その成果を学会発表や症例報告・原著論文の形にして発表しよう※。

※情報発信は「情報リテラシー」の最終目標の1つです。

> 最終目標が達成できたあなたは情報検索の達人！

[参考文献]
1) 津田司：PBL：テュートリアルと成人教育学．http://www.hedc.mie-u.ac.jp/pdf/pbl-andragogy.pdf（参照 2013-08-25）．
2) R.M.Harden：What is a spiral curriculum?．Medical Teacher21（2）：141-143, 1999.

COLUMN

➕ 検索の基礎知識

検索キーワードの重要性

　検索に用いるキーワードはとても重要です。検索時に選択したキーワードの良し悪しで、検索が成功するか否かが決まってしまうといっても過言ではありません。キーワードが重要であるという点は、Web情報でも、図書、雑誌論文の検索などすべてに共通します。

単語であること

　キーワード（Keyword）とはワード、つまり単語です。接続詞、助詞が入った用語や文章で検索すると、重要な文献や必要な情報がヒットしないことがあり、信頼性の高い情報を効率よく短時間で得ることができません。単語（一文節の言葉）で検索することが大切です。

①専門用語で検索
　一般的な用語を専門用語に直して入力すると的確な文献を探すことができます。データベースによっては、シソーラス用語、マッピング機能により検索者が直す必要がない場合があります（p.35）。
例「床ずれ」や「褥瘡」⇒「褥瘡性潰瘍」

②助詞を抜いて単語にする
例「抗がん剤の副作用への対応」⇒「抗がん剤（and）副作用（and）対応」※

※（and）＝スペース、以下スペース（空欄）で表記

③文章ではなく単語にする
例「胸にしめつけられるような痛みがあり、発作時に服用する舌下錠……」
⇒「胸痛　発作　舌下錠」

キーワードは必要最小限に絞る

　キーワードは必要最小限に絞ります。検索結果が、本来検索したい事柄から遠ざかるような用語（例：患者、疾患など）は含めないほうが、重要な文献を漏れなく検索できます。また、キーワードを一度に多く入れるより、キーワードを少しずつ足して絞り込んでいくほうが的確な文献がヒットします。

検索式（検索キーワードの組み合わせ）

　よく使われる基本的な検索式は、次の3種類です 図1-5 。これらの検索式を用いて、目的の文献により近づくことができます。

① AND検索（論理積）
・2つ以上のキーワードの、すべてを同時に含むものを検索します。
・キーワードの間には、半角または全角のスペースを入力します。
例「大腸癌　看護」

② OR検索（論理和）
・2つ以上のキーワードの、いずれかを含むものを検索します。
・キーワードの間には、半角または全角のORとスペースを入力します。
例「緩和ケア OR ホスピス」

③ NOT検索（論理差）
・2つ以上のキーワードのうち、検索から除外したいキーワードがある場合に行います。
・キーワードの間には、半角または全角のNOTとスペースを入力します。この例では、「乳癌治療」のうち「外科手術」を含まない検索結果が表示されます。
例「乳癌治療 NOT 外科手術」

AND検索
AとBの両方を同時に含むもの

OR検索
AまたはBのいずれかを含むもの

NOT検索
AのうちBを含まないもの

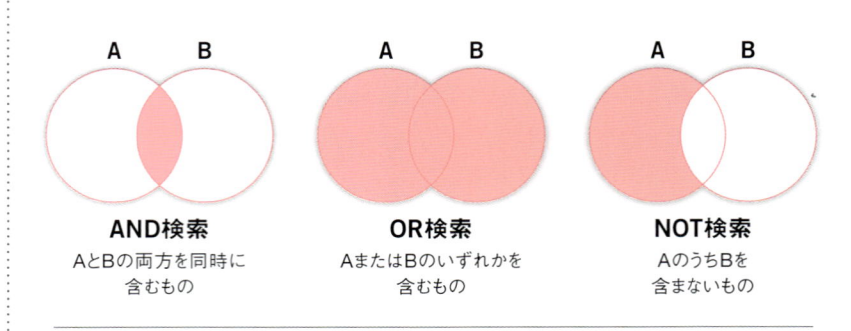

図1-5 基本的な検索式

➕ 著作権と引用・参考文献

　図書や雑誌論文、またインターネット上の情報には著作権があり、著作権法は、最初に文章などを公表した人（著作者）を保護しています。論文を書いたり研究発表をするときに、他の人の論文等を参考にしたり引用する場合は、その範囲がわかるように示し、出典を表記します。印刷されたものだけでなく、インターネット上の文章や図であっても、それらを引用文献として記述します。

　論文の本文中で実際に引用した文献を引用文献、引用はしていないが参考にした文献を参考文献といいます。引用・参考文献は自分の研究成果を明確にするとともに、先人の研究成果への敬意を示すという意味で重要な要素の1つです。引用・参考文献を記述する際には、論文を読んだ人がそこに掲載された文献を迅速に入手できるように、正確な情報を書くことが大切です。

　他の論文に掲載されている写真や図表を自分の論文に転載することは、通常、引用の範囲を超えると考えられていますので、著作権者の許諾が必要です。

　引用・参考文献の書き方には研究領域などによっていくつかの種類があります。ここでは主に日本語を対象とした引用・参考文献に使われるSIST 02（参照文献の書き方）の方式にもとづき説明します[1]。

雑誌論文の場合

▶ 雑誌論文の場合は、著者名、論文名、雑誌名、出版年、巻数、号数、掲載ページ数（論文のはじめのページ数と終わりのページ数）を表記します。

▶ 著者が2名を超える場合には、先頭に位置する著者1名を記述し、その他の著者名は、和文著者名の場合「ほか」を用いて省略することができます。

▶ 特集名のある場合には、特集名の後に論文名を記述します。

▶ 雑誌名は、日本語の雑誌の場合は略さずに正式名称（フルタイトル）で表記します。

▶ 出版年は西暦で表記します。

▶ 学術雑誌のページ数の表記は、1号から最終号まで通し番号でページがふられている場合と、各号ごとに1ページから始まる場合があります。両方の方法でページ数が表記されていることもありますが、そのときは通しページ番号を記述しましょう。

▶ 文献欄の記載方法は投稿する雑誌によって異なるので投稿規定を読みましょう。

例1 雑誌論文を参照した場合

毛利貴子ほか. 京都府下の看護学生におけるたばこ実態調査. 日本看護学会論文集, 看護総合. 2011, (41), p.311-313.

図書の書き方

▶ 図書の場合、著者名、書名、版表示、出版者、出版年、総ページ数を表記します。

▶ 図書内の1章などを参照した場合は、章の見出し名と掲載ページ（論文のはじめのページ数と終わりのページ数）を表記します。

例2 図書の一部（1章など）を参照した場合

氏家幸子. "看護の機能と実践". 看護基礎論. 医学書院, 2004, p.117-151.

インターネット情報の書き方

▶ インターネット上の情報の場合は、著者名、Webページの題名、Webサイトの名称、更新日付、URL、参照した日付を表記します。

▶ インターネット上の情報は削除されたり修正されることがあるため、自分が参照した日付を記入するようにしてください。

例3 Webサイトを全体にわたって参考にした場合

厚生労働省. 厚生労働省ホームページ. http://www.mhlw.go.jp/, (参照 2012-01-02).

例4 Webサイト中のWebページを引用した場合

日本看護協会. "災害被災者に対する看護活動助成事業報告書". 日本看護協会ホームページ. https://www.nurse.or.jp/home/publication/pdf/2009/saigaikango.pdf, (参照 2012-01-02).

[参考文献]
1) 独立行政法人科学技術振興機構：科学技術情報流通技術基準　参照文献の書き方. SIST 科学技術情報流通技術基準, http://sti.jst.go.jp/sist/handbook/sist02_2007/main.htm, (参照 2012-01-02).
2) 独立行政法人科学技術振興機構：参考文献の役割と書き方　科学技術情報流通技術基準（SIST）の活用. SIST 科学技術情報流通技術基準, http://sti.jst.go.jp/sist/pdf/SIST_booklet2011.pdf, (参照 2012-01-02).

第 **2** 章

データベースで調べてみよう

2-1 医中誌 Web

≫ 医中誌 Web とは

　1903（明治36）年、医学中央雑誌刊行会によって創刊された抄録誌「医学中央雑誌」は、現在は「医中誌 Web」としてインターネット上で提供されています。

　「医中誌 Web」は、国内で発行された和文・欧文の雑誌論文を検索することができるデータベースです 表2-1 図2-1 。会議録、診療ガイドラインなどの情報も収録され、毎月2回、約1万5千件のデータが追加、更新されています。その収録分野は医学・看護学や歯学・薬学・獣医学までにおよび、1983年以降に登録された約835万件以上の雑誌論文の書誌事項を検索することができます（2013年9月1日現在）。

　創刊以来、主に医学と歯学・薬学などの文献が収録されてきましたが、看護の文献数も徐々に増加しており、看護系雑誌だけでなく、医学領域の雑誌に掲載された看護の論文も検索することができるという大きな利点があります。

　「医中誌 Web」は、病院や医療・看護系の大学・短大・専門学校等で広く契約されています。個人の場合は「医中誌パーソナル Web」を契約して利用します。また、「医中誌 Web デモ版」では、2年ほど前の約半年分のデータで検索を体験することができます。

> **NOTE**
> **1983年より以前の文献の調べかた**
> 医中誌 Web の登録が始まった1983年より古い年代に発行された医学中央雑誌（Web に未収録）は、「国立国会図書館デジタル化資料」で、創刊号までさかのぼって全号が公開されています。

表2-1 医中誌 Web の概要

名称（一般的な呼び方）	医中誌 Web（イチュウシウェブ）
URL	http://search.jamas.or.jp/
運営	特定非営利活動法人医学中央雑誌刊行会
検索できる文献の種類	国内で発行された和文・欧文の雑誌論文
料金	有料

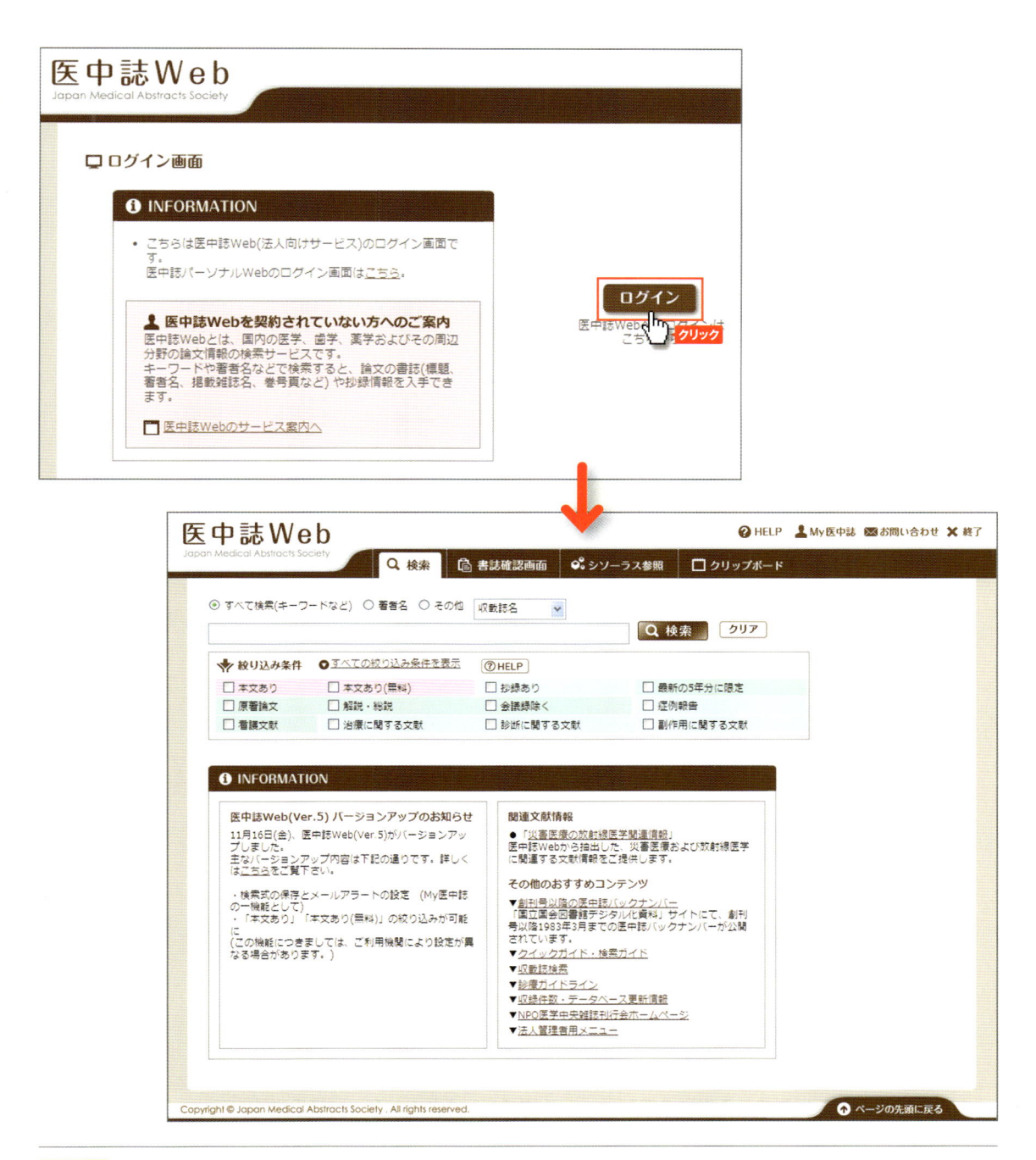

図2-1 医中誌Web ログイン画面と検索画面
　図書館によっては、ログイン画面を経ずに検索画面が表示される場合もあります。

>> 検索してみよう

「大腸癌患者の緩和ケアにおける看護」を例に検索してみましょう。検索ボックスにキーワード「大腸癌患者　緩和ケア　看護」と入力し、［検索］をクリックします 図2-2 ❶。複数のキーワードの間にスペースを入れると、それらすべてのキーワードを含む論文が検索され ❷、このような検索を AND 検索といいます（p.20）。

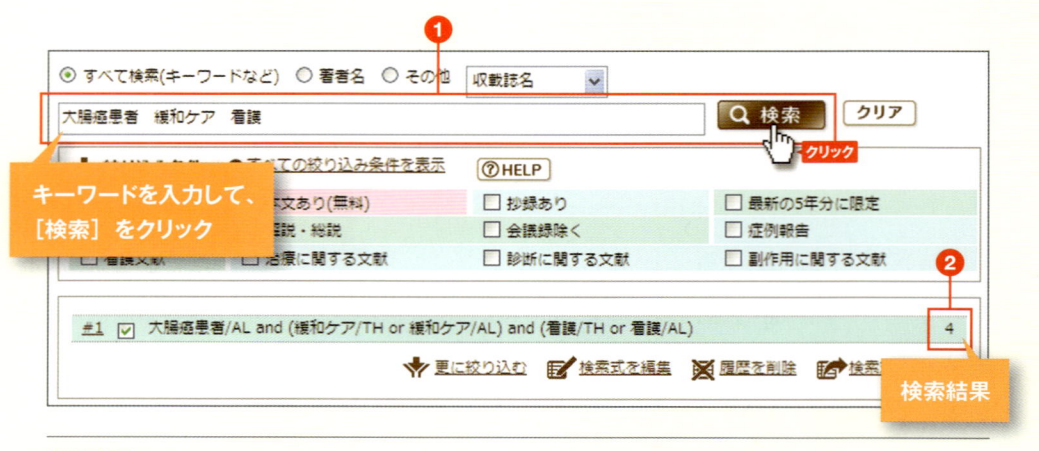

図2-2 検索画面

2-1 » 医中誌 Web

➜ 短い用語で検索する

「大腸癌患者　緩和ケア　看護」で検索すると、ヒット数はわずか4件でしたが、<u>キーワードや検索方法を工夫する</u>ことにより、異なる検索結果が得られます。たとえば、「患者」という用語を省いてみましょう。「大腸癌　緩和ケア　看護」で検索すると 図2-3 ❸、ヒット数184件に増えました ❹。この184件の内容を確認すると「大腸癌患者」についての文献が検索されていることがわかります。このように、「患者」「疾患」「治療」「方法」などを省略したり、また2語以上からなるフレーズ用語や複合語を分けて検索したりすることにより、文献のヒット率が高くなります。また、キーワード入力時には助詞は省きます。たとえば「糖尿病の看護」ではなく「糖尿病　看護」と入力します（p.20）。

> **NOTE**
>
> **おすすめの検索方法**
>
> 検索する際は、1つのボックスに多くの用語を同時に入力するよりも、まず1語で検索し、その結果が多い場合にはさらに1語ずつ追加して検索していく方法がおすすめです。同時に多くの用語を入力すると、そのなかに検索結果の少ない用語が含まれていた場合、重要な文献が検索結果から漏れる可能性があります。

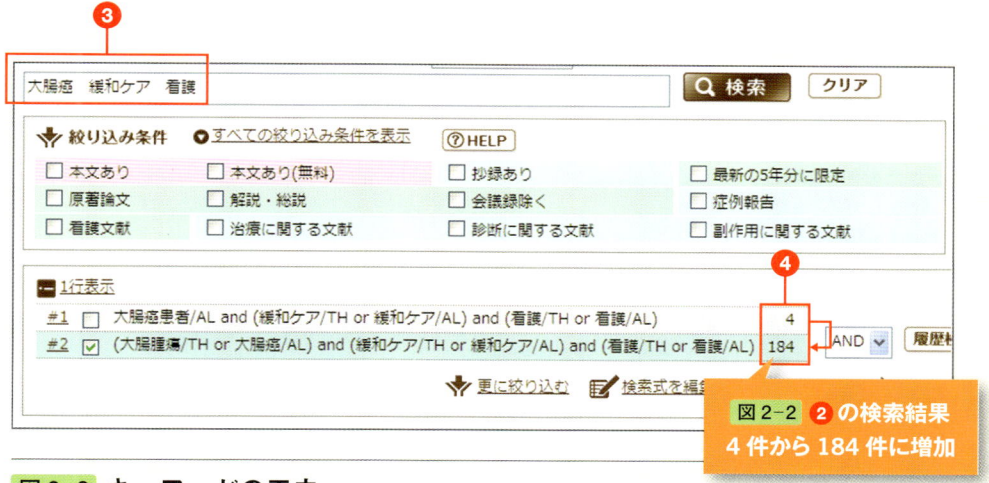

図2-3　キーワードの工夫

キーワードの掛け合わせを工夫する（履歴検索）

　検索を行うごとに、その内容と結果が履歴として表示されます。この履歴どうしを組み合わせて再度検索することにより、調べたい事柄により近い内容の論文を検索することができます。これを履歴検索と言い、AND、OR、NOT 検索の3通りがあります（p.20）。

▶ OR 検索（同義語・同意語をまとめる）

　A あるいは B いずれかのキーワードを含むものを検索するときは、OR 検索（A or B）を行います。たとえば「緩和ケア」に関連する用語として「ホスピス」がありますので、「緩和ケア　あるいは　ホスピス」という検索をしてみましょう。

　検索履歴のチェックボックスにチェックを入れ 図2-4 ❶、プルダウンを［OR］に変え ❷、［履歴検索］をクリックします ❸。＃3 に、「＃1 or ＃2」（緩和ケア あるいは　ホスピス）の検索結果が表示されます ❹。

▶ AND 検索と OR 検索を併用する

　AND 検索にくわえて OR 検索も併用することにより、調べたい事柄により近く、また、漏れの少ない検索結果を得られます。たとえば、「大腸癌患者の、緩和ケアあるいはホスピスにおける、看護」という検索を行ってみます。

　#2、#5、#6 のチェックボックスにチェックを入れ、プルダウンで AND を選択し、履歴検索をクリックすると、#7 に「大腸癌 and（緩和ケア or ホスピス）and 看護」の検索結果が表示されます 図2-5。

絞り込み機能を使う

　キーワードの入力だけでなく、条件を設定して検索結果を絞り込む方法があります。検索結果が多い場合などに便利です。

▶ 初期画面での絞り込み

　初期画面では、よく利用される絞り込み条件が表示されています 図2-6（上）。

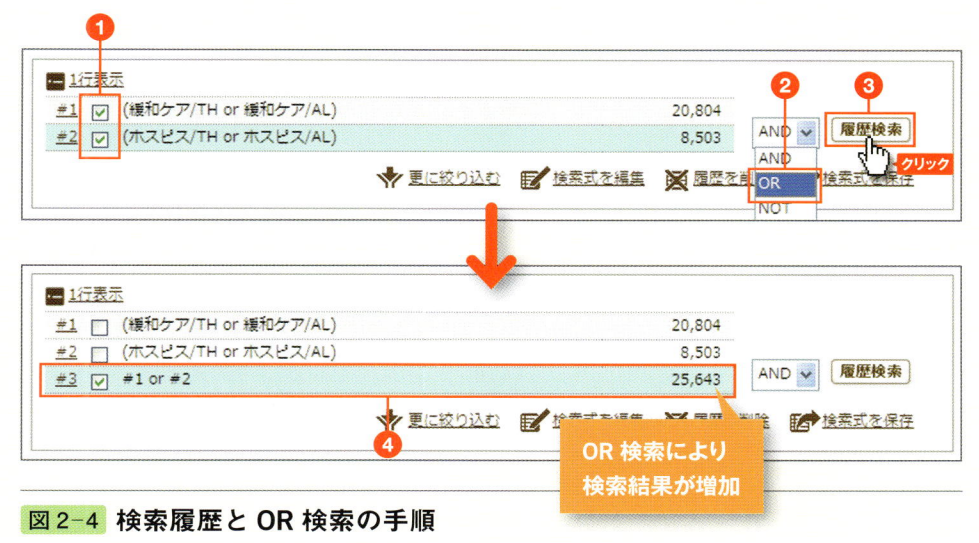

2-1 » 医中誌 Web

図 2-4 検索履歴と OR 検索の手順
図内の TH、AL 表記については p.35 を参照してください。

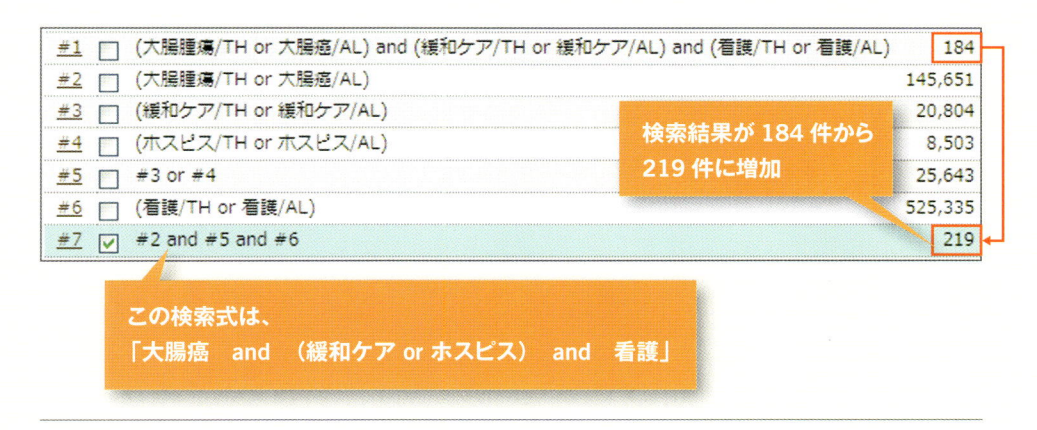

図 2-5 AND と OR を併用した検索

> NOTE
>
> **研究デザイン**
>
> エビデンスレベルの高さに応じ文献を検索できるように、EBMの根拠となる文献には、その理論・結果を導き出すために用いられた研究デザインのタグが付与されています。研究方法の区別がわからない場合は、すべてのタグにチェックを入れて検索してみましょう。各研究デザインの定義については、医学中央雑誌刊行会ホームページ上の「医中誌ユーザー向け情報」で説明されています。

> NOTE
>
> **診療ガイドライン**
>
> 科学的根拠に基づいて、各学会などから発表された診療の指針です。すべての患者の状況にあてはまるものではありませんが、臨床現場における判断材料の1つとされています。医中誌Webでは、過去のガイドラインや策定途中の報告書なども収録されていますので、利用の際は注意しましょう。
> また、医学中央雑誌刊行会ホームページの「医中誌ユーザー向け情報」では、1999年以降に医中誌Webに収録された日本の「診療ガイドライン」の書誌事項が疾患別に掲載され、無料で閲覧することができます。
> 診療ガイドラインについてはp.112も参照してください。

❶[本文あり][本文あり（無料）]：検索結果を本文（電子ジャーナル）へのリンクがある論文に絞ることができます。なお、「雑誌所蔵あり」という条件が表示される図書館もあり、本文へのリンク状況も図書館によって異なります。

❷[看護文献]：医学等の分野を除いて看護文献のみに絞ることができます。

❸[会議録除く]：学会発表を簡潔にまとめた抄録集や講演集等が除かれます。抄録では、詳細な内容にはふれられていないことが多いため、検索結果から除く場合がありますが、学問や研究の最先端の動向を知るためには、論文になる前の「会議録」の確認も必要です。

❹[最新の5年分に限定]：検索結果を新しい情報に限定する場合に利用します。日々進歩を続ける医療の世界では、より新しく正確な情報が求められます。長い間当然のこととされてきた処置や薬剤などが、数年の間に通用しなくなっていることもあります。そういった情報を避けるためには、「最新の5年分に限定」という条件が有効です。ただし、最新の情報以外はまったく役に立たないわけではなく、古い情報まで遡った、幅の広い検索が必要な場合もあります。

▶ **すべての絞り込み条件**

[すべての絞り込み条件を表示]❺、または[更に絞り込む]❻をクリックすると、より細かい絞り込み条件が表示されます。その時々の自分の目的に合わせて、設定条件を工夫しながら検索しましょう。

❼「症例報告・事例」、❽「論文種類」：一部は、初期画面 図2-6 （上）でも表示されていましたが、事例や原著論文、総説など、論文の種類などからさらに絞り込むことができます。

❾「チェックタグ」：[すべてのチェックタグを表示]をクリックすると、胎児・新生児・乳児から80歳以上の高齢者まで各年代による区別、また性別や妊娠の有無など、検索対象を細かく限定することができます 図2-7 。

❿「副標目」：治療や診断、副作用の面から条件を絞り込む場合に使用し、[すべての副標目を表示]から食事療法、リハビリテーション、画像診断などを選択することができます 図2-8 。

⓫「研究デザイン」：EBM（evidence-based medicine：科学的根拠に基づく医療）に関連する論文の研究方法や、診療ガイドラインから絞り込むことができます。必要な条件を選択・設定してから、[絞り込み実行]⓬をクリックしましょう。

2-1》医中誌 Web

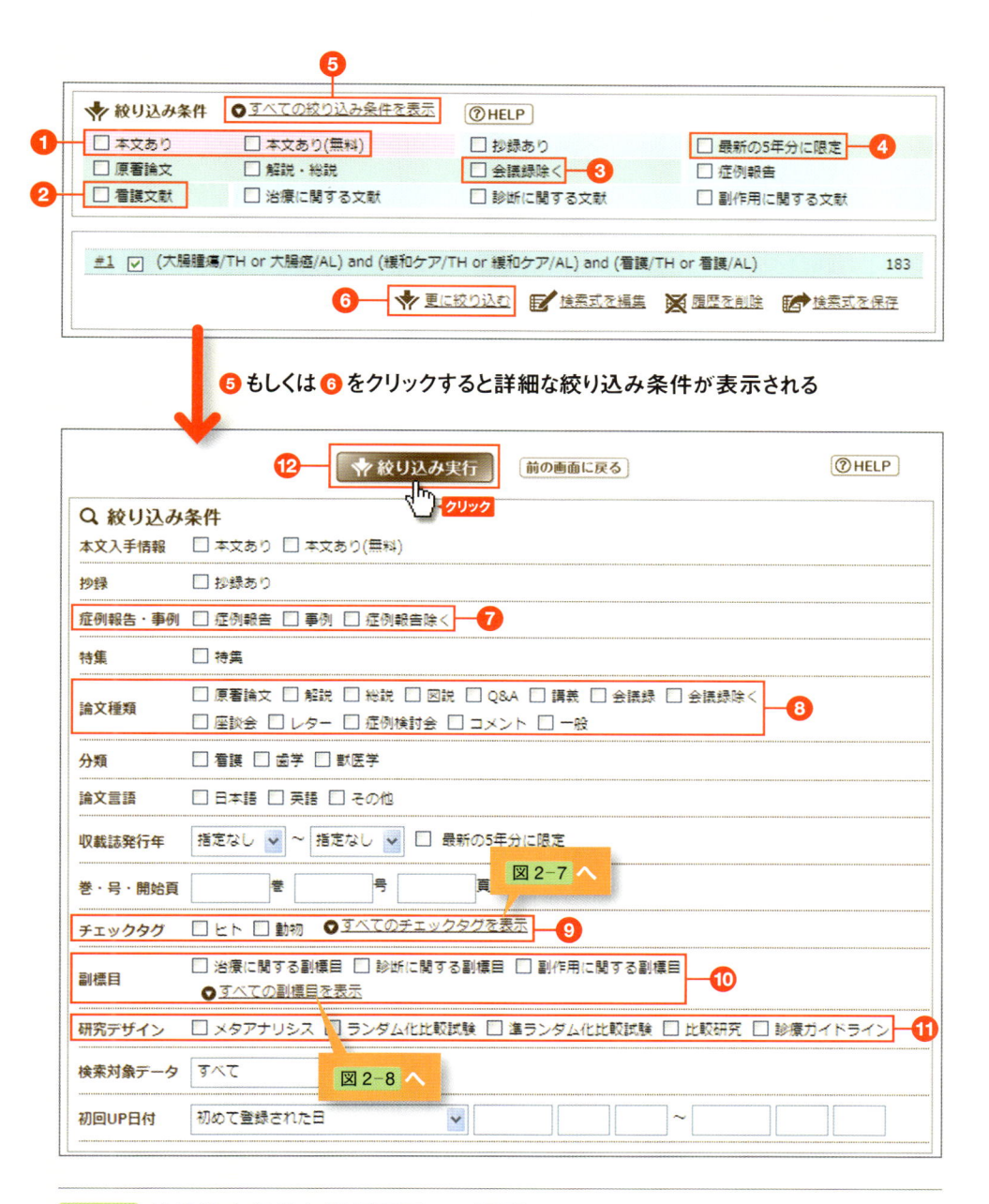

図2-6 絞り込み条件と詳細画面への展開
　　各図書館で条件を設定することができるため、図書館によって、表示される条件が多少変わる場合があります。

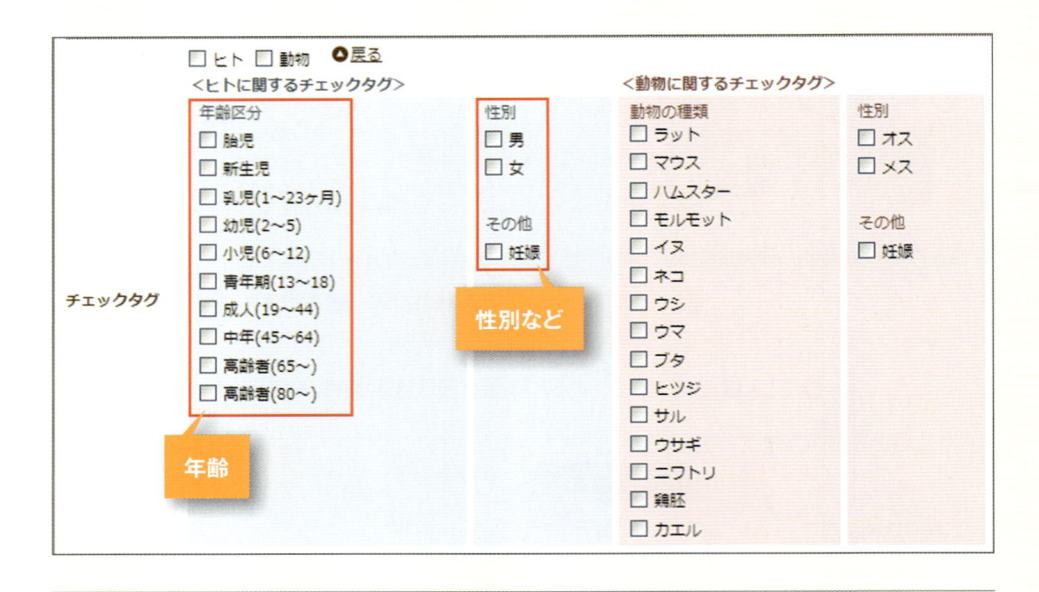

図2-7 すべてのチェックタグ

検索結果画面において、チェックタグは 図2-11 （下、p.36）のように表示されます。

図2-8 すべての副標目

COLUMN

論文の種類

医中誌や各種データベースに収録されている論文の種類には、次のものがあります。

抄録
論文の内容を簡潔にまとめたもの、要旨です。医中誌では、2003年より著者抄録が採用され、また全体の約20%、なかでも原著論文の約90%には抄録が付与されています。

症例報告
特定の疾患の症状、検査結果、診断や治療、経過などに考察が加えられた報告です。

事例
特定の事例について研究・報告されたものです。看護についての事例は、症例報告ではなく、「事例」として分類されています。

特集
主に商業雑誌では、各号ごとに1つ(または少数)のテーマを取りあげて、解剖、生理、病態、症例・事例報告など、複数の文献が収載されています。その1冊で、特集テーマに関する多くの情報を得ることができます。

原著論文
ある分野の研究、開発、調査について発表された独創性、新規性のある論文です。要旨、目的、対象、方法、結果、考察、結論、図・表、参考文献等、基本的には論文の構成が決まっています。医中誌では、症例報告も原著論文に含まれます。

解説
特定のテーマについて解説している記事です。

総説
特定のテーマについて、関連する文献や資料にもとづいて総括的に論じられた論文で、レビューともいわれます。過去から現在までの研究動向や、今後の展望等を知ることができます。

図説
写真や図、データを用い、解説・説明する記事や、アトラスと明記された記事も含みます。

症例検討会
病棟での実際の症例における病歴、検査結果、診断、治療、予後、患者教育、看護の方法などについて討議する形式の記事です。ケース・カンファレンス、事例検討会ともいいます。

▶ シソーラス参照を使う

　検索ボックスに思いついた用語を入力すると、その用語で始まるキーワード等の候補リストが表示されます。表示された中から、調べたい内容に適したキーワードを選択することができますが、重要な文献や関連文献を漏れなく検索したい場合や、より適切なキーワードを確認したいときには「シソーラス参照」が役に立ちます。

　画面最上部の［シソーラス参照］をクリックすると 図2-9 ❶、参照画面が開きますので、検索ボックスに確認したい用語、たとえば「緩和ケア」と入力し、［参照］をクリックすると ❷、候補リストが表示されます ❸。この候補リストの中か

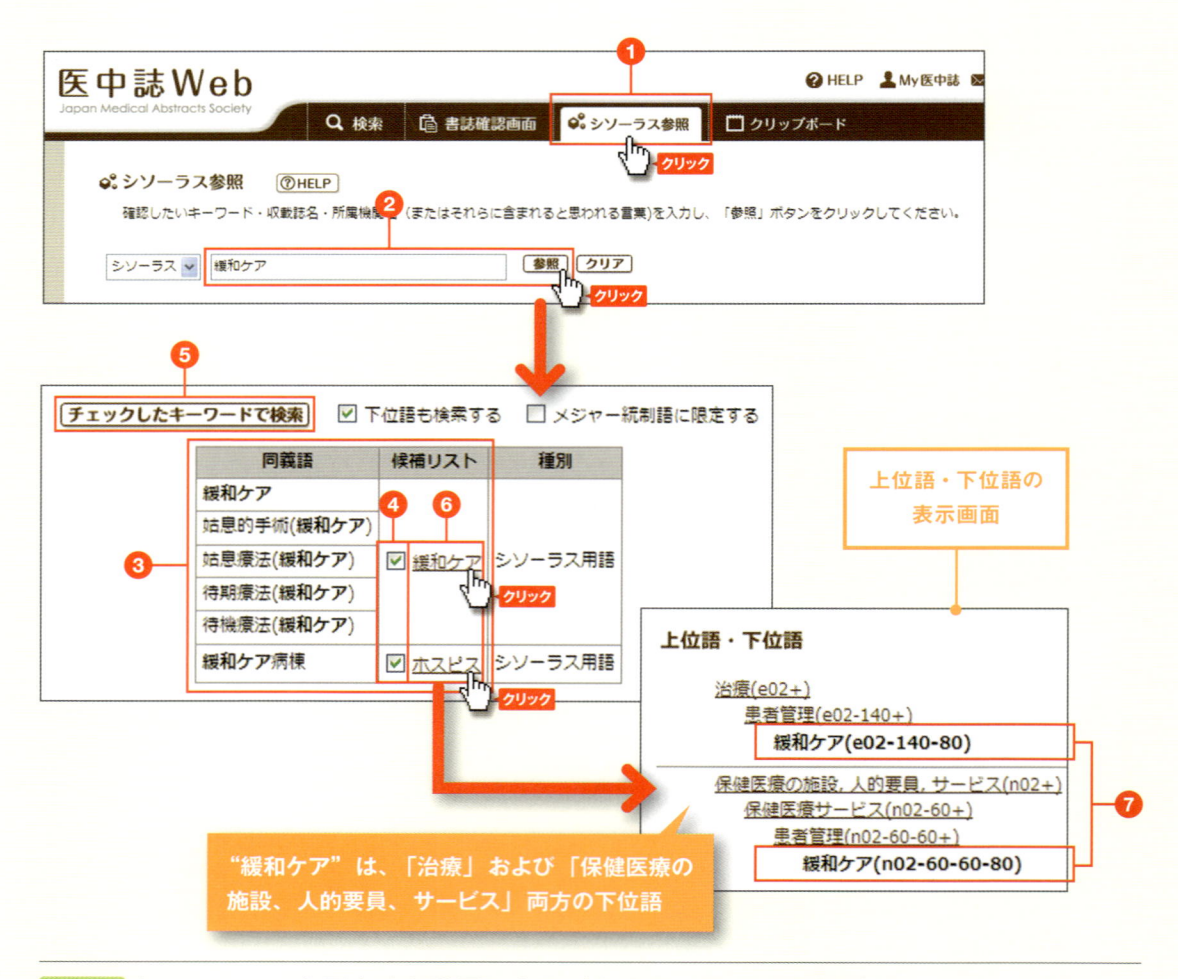

図2-9 シソーラスの参照方法と階層の表示（上位語・下位語の表示）

ら、最適と思われるすべての用語にチェックを入れ❹、［チェックしたキーワードで検索］をクリックすると❺、選んだすべての用語によるOR検索が行われます。

また、候補リストに示された用語の右に「シソーラス用語」と表示されている場合は、候補リストの用語をクリックしてみましょう❻。シソーラス用語の中で、その用語がどの階層に位置づけられているかがわかります❼。候補リストから最適なシソーラス用語を選択する際に、下位語も含めて検索するかどうかも指定できますし、また、上位語・下位語の中により適切な用語がある場合は、その用語で検索を行えば、より目的に近く漏れの少ない（ノイズの少ない）検索結果を得ることができます。

COLUMN

シソーラスとマッピング

「終末期医療」「ターミナルケア」、また、「がん」「癌」「悪性腫瘍」などのように、同じ事柄や概念が文献によってさまざまな用語で表されていることがあります。なるべく検索漏れを少なくするためには、複数のキーワードで検索する必要がありますが、適切な用語を考えつくことができない場合には、検索結果に過不足が生じかねません。このような不便を解消し、また検索漏れやノイズをなくすために、同義語や同意語をまとめた用語集があります。それをシソーラス（Thesaurus: 統制語彙）といいます。シソーラスは、上位語から下位語への階層構造になっています 図2-9 。

たとえば医中誌では、「褥瘡」「褥創」「床ずれ」「圧迫性潰瘍」「褥瘡性潰瘍」などの用語で書かれた論文にはすべて、シソーラス用語である「褥瘡性潰瘍」のタグが付与されます。これにより、検索する際には、「褥瘡」「褥創」「床ずれ」「圧迫性潰瘍」いずれの用語を入力しても、一番適切なシソーラス用語である「褥瘡性潰瘍」に自動的に変換され、入力した用語に「褥瘡性潰瘍」を加えたOR検索が行われますので 図2-10 、著者によってさまざまに表現の異なる「褥瘡」に関するすべての論文を漏れなく検索することができます。これをマッピング機能といいます。

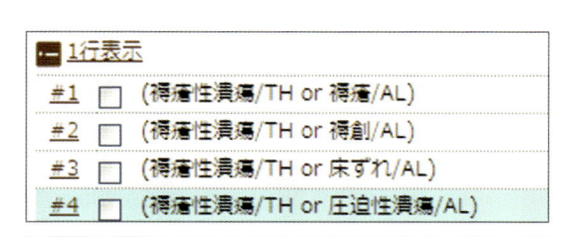

図2-10 シソーラス用語とマッピング機能
（TH：シソーラス、AL：検索対象がすべて）

>> 検索結果画面の見方

検索結果は、データの新しい順に一覧表示されます 図2-11 。文献にはそれぞれ番号が付与されており ❶、この番号をクリックするか、あるいは表示内容の変更で［詳細表示］を選択することにより ❷、各文献の Abstract（抄録）や論文の内容を表すシソーラス用語など、詳しい情報を見ることができます。表示内容の変更

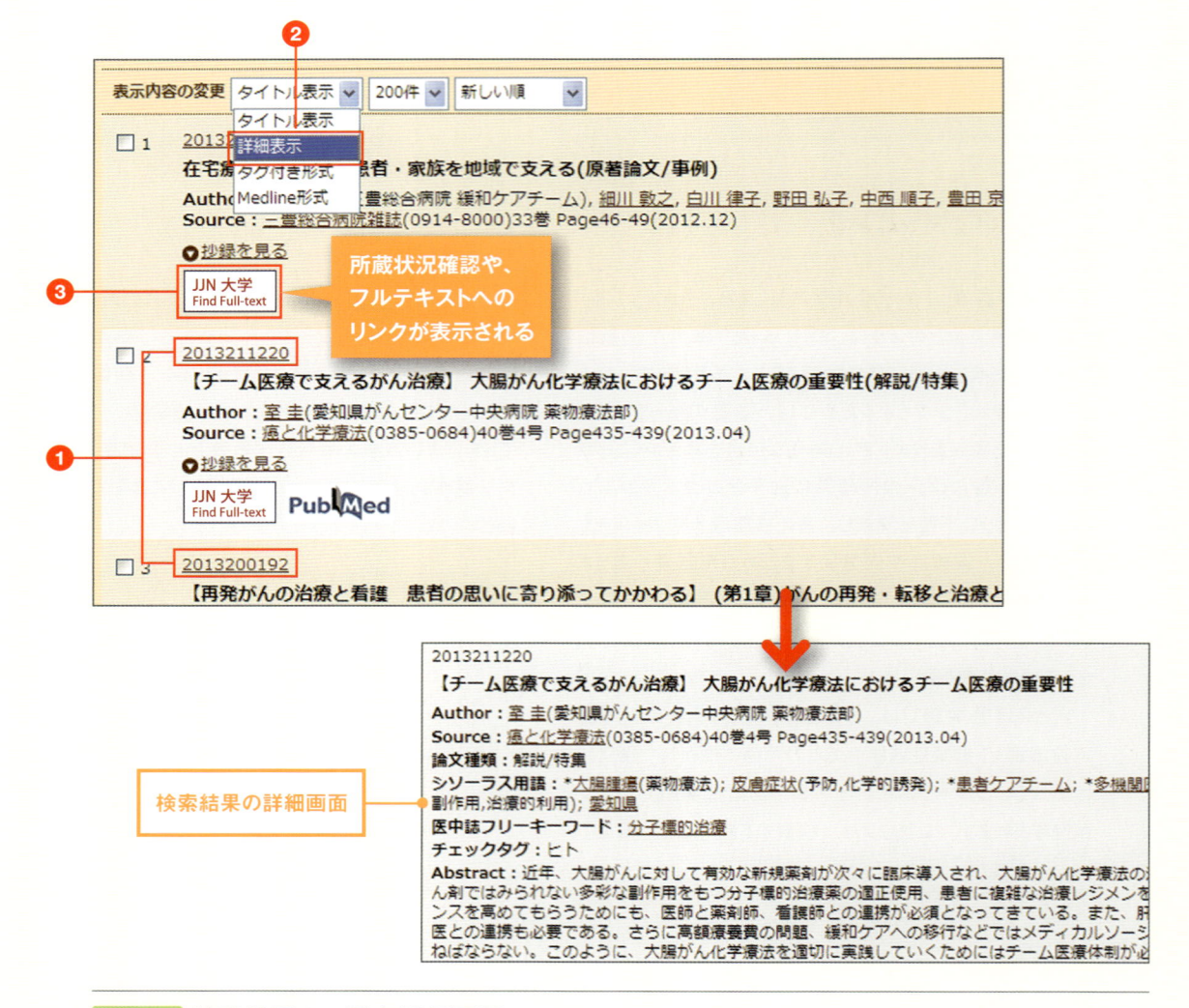

図2-11 検索結果の一覧と詳細画面

では、ほかに、一覧表示される件数（最大200件）や、収載誌の発行順、筆頭著者の順での並べ換え等も設定することができます。

　検索結果の詳細画面で表示される項目 表2-2 のうち、「シソーラス用語」「医中誌フリーキーワード」「チェックタグ」は、各論文の内容に基づいて付与されています。Abstract（抄録）が表示されない場合でも、これらの用語に目を通すと、論文のおおよその内容を察することができます。また、「シソーラス用語」「医中誌フリーキーワード」の中に、調べたい事柄に適した用語があった場合は、それをクリックしてみましょう。その用語をキーワードとした検索結果が表示されます。「シソーラス用語」「医中誌フリーキーワード」に注目してみることで、自分では思いつかなかったキーワードや検索のヒントを得ることができます。

　検索結果の下にアイコンがいくつか表示されることがあります。雑誌の所蔵確認や本文へのリンク先の表示など、図書館によって異なります。たとえば、[JJN大学 Find Full-text]をクリックすると❸、その論文を「フルテキスト（電子ジャーナル）で読めるかどうか」の確認画面に進みます。すべての論文を電子ジャーナルで読めるわけではなく、その場合は、「図書館でその雑誌（冊子体）を所蔵しているかどうか」も同じ画面から確認できます。

表2-2 詳細画面に表示される項目

- ▶ 文献番号
- ▶【特集名】論文タイトル
- ▶ Author（著者名）
- ▶ Source（収載誌、巻・号・ページ・発行年月）
- ▶ 論文種類
- ▶ シソーラス用語
- ▶ 医中誌フリーキーワード
- ▶ チェックタグ
- ▶ Abstract

実際の表示は、図2-11（下）詳細画面を参照してください。

>> 検索結果の保存、一時保存、印刷など

検索した結果を印刷、保存、メール転送することができます 図2-12 。すべての文献が必要なときには［すべてチェック］をチェックします❶注)。また、文献番号の左側のチェックボックスにチェックを入れると❷、必要な文献だけを選ぶことができます。

その後、❸～❻に表示された保存や印刷などを行います。

注)［すべてチェック］の"すべて"とは、「そのとき画面に表示されている全件」を意味します（表示件数の変更については、p.36 参照）。

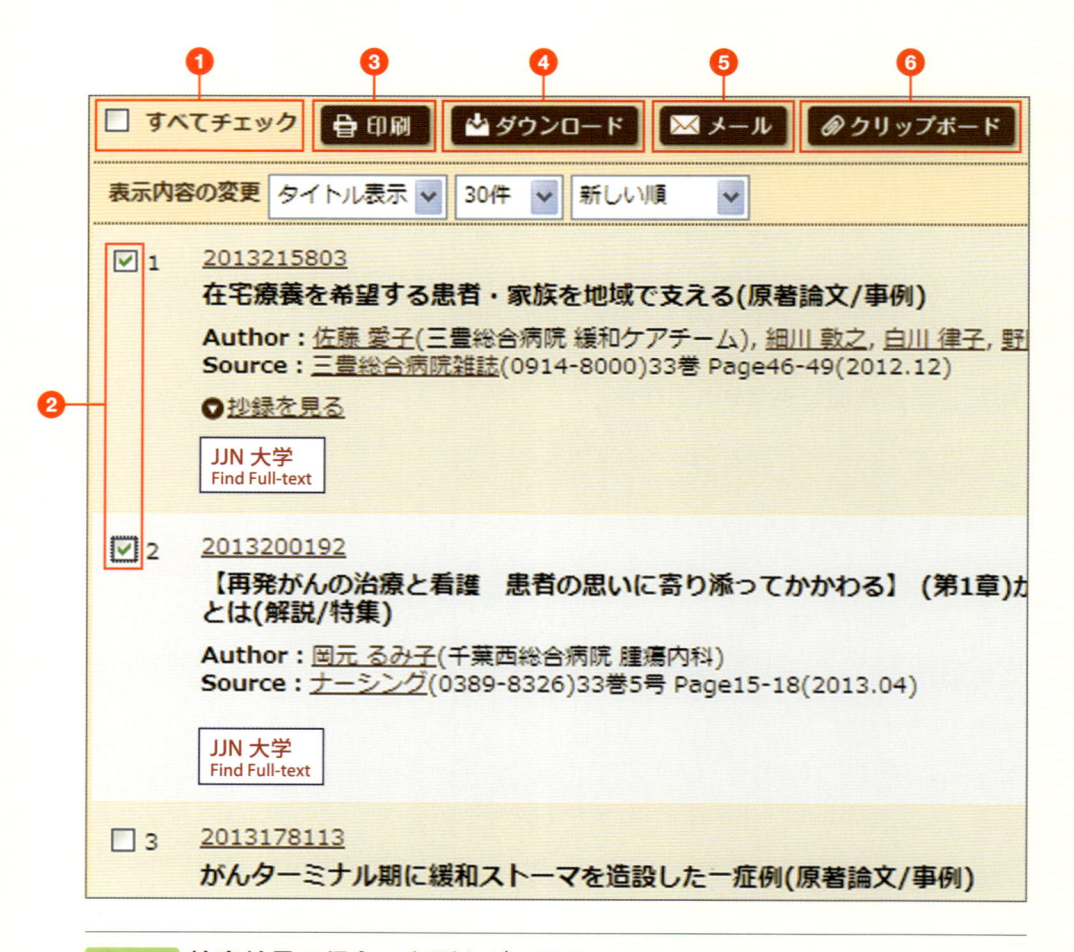

図2-12 検索結果の保存、印刷などの画面

▶ 検索結果の印刷、ダウンロード（保存）、メール転送など

　［印刷］❸ を利用すると、パソコン本体の印刷機能よりも、必要な項目を効率よく印刷することができます。

　［ダウンロード］❹、［メール］❺ をクリックすると、保存したい項目 図2-13 ❼ 等の設定画面が表示されます。フォーマット❽ で［CSV方式］（CSVはカンマ区切り、TSVはタブ区切り）を指定すると、データがエクセルファイルとして保存されます。

▶ クリップボード（一時保存）

　［クリップボード］❻ を利用すると、検索結果を医中誌Webの画面上に一時保存しておくことができます。必要な文献をその都度クリップボードに保存しながら、次の検索を続けたり電子ジャーナルを閲覧したりできます。

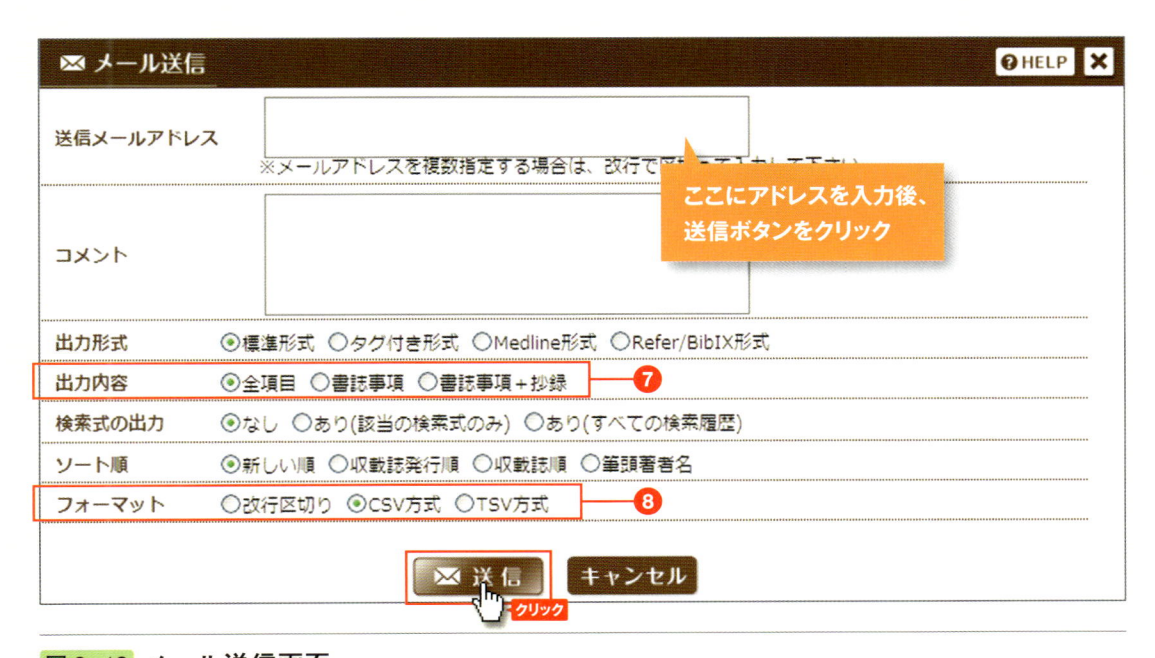

図2-13　メール送信画面

クリップボードに保存された内容は、画面最上部にある［クリップボード］から確認することができ 図2-14 ❾、これらをまとめて印刷や保存、メールで転送することも可能です。

なお、クリップボードに保存したデータは、ログアウトと同時に消去されます。必要な検索結果は、印刷、記録メディアにダウンロード（保存）、またはメールで転送するなどして、手元に残すように気をつけましょう。

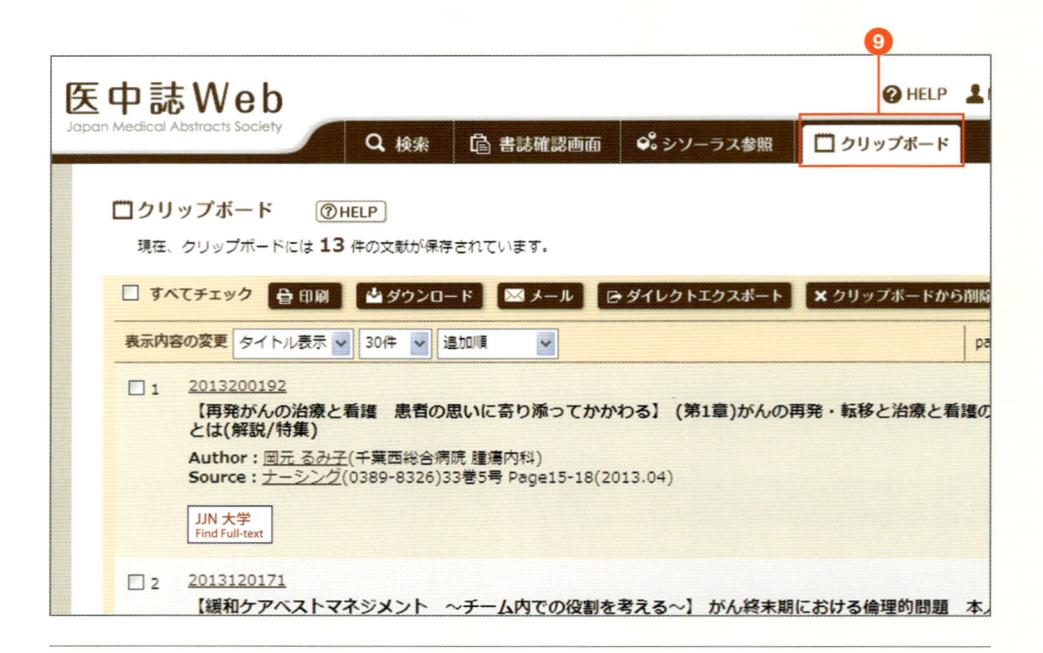

図2-14 クリップボードの確認

≫ My 医中誌

「My 医中誌」とは、医中誌 Web を自分の使い方や好みに合わせてカスタマイズできる機能です。検索実行時に自動的に絞り込み検索が実行されるフィルター設定 図2-15 ❶、検索式の保存・メールアラート ❷、色調その他の画面デザインの調整等が可能です。医中誌 Web を使える環境であれば、誰でも個々に登録・利用することができますが、図書館などの共用パソコンで My 医中誌を利用する場合は、個人情報保護のため、使用後に必ずログアウトするように注意しましょう。

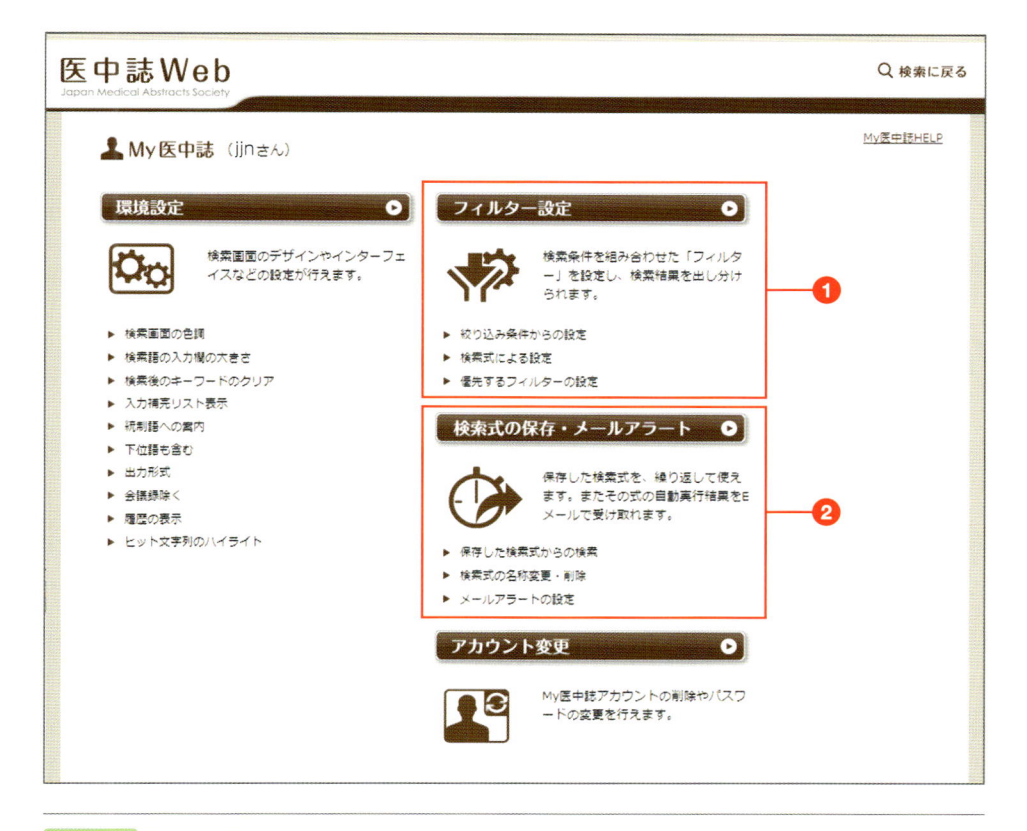

図2-15 My 医中誌

→ フィルター設定

検索結果を、各自が設定した条件（個人で最大5つまで）に従って、それぞれ別のタブに分けて表示させることができます 図2-16。

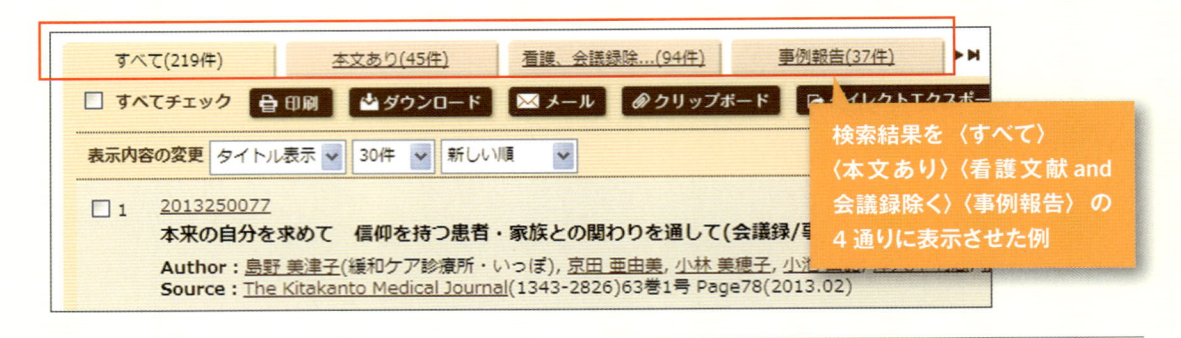

検索結果を〈すべて〉〈本文あり〉〈看護文献 and 会議録除く〉〈事例報告〉の4通りに表示させた例

図2-16 フィルター設定

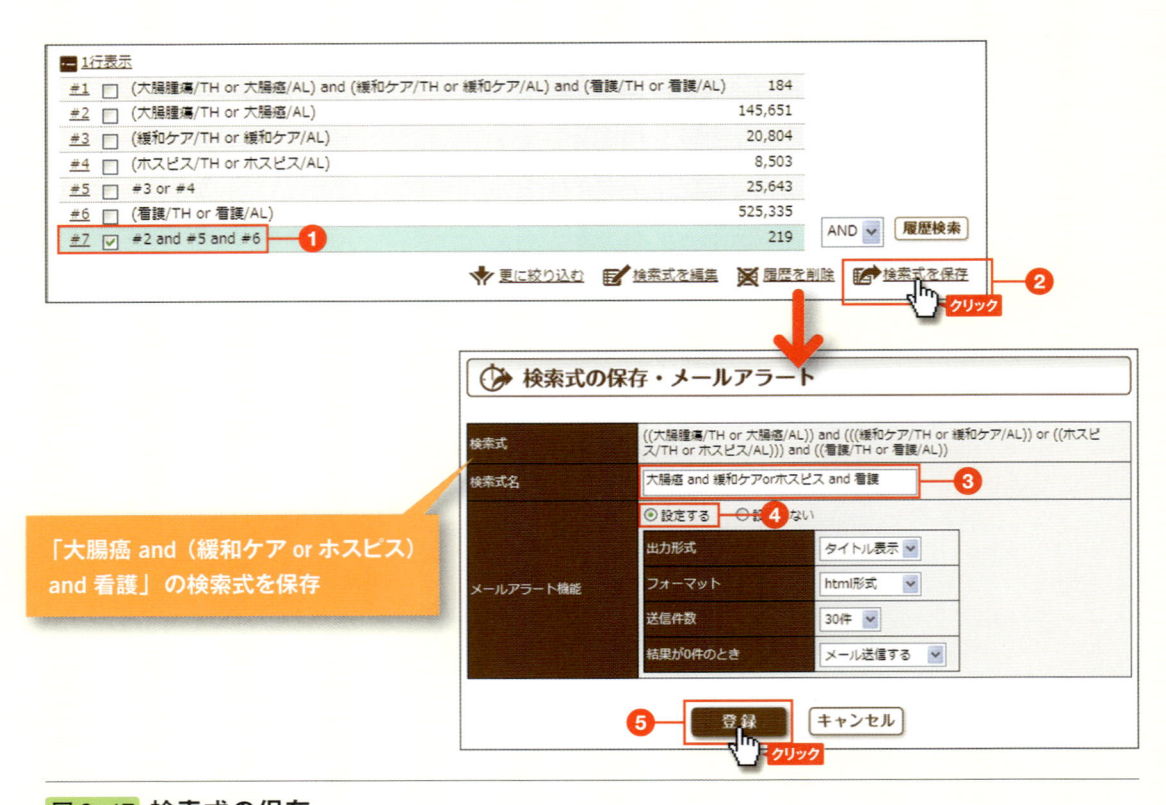

「大腸癌 and（緩和ケア or ホスピス）and 看護」の検索式を保存

図2-17 検索式の保存

➡ 検索式の保存・メールアラート

　検索式を保存しておくと、ログインする度に複雑な検索式などを入力する必要がなくなります。さらにデータが更新される度、その式による検索結果をメールで受け取ることができます。

　たとえば、#7 のチェックボックスにチェックを入れて 図2-17 ❶［検索式を保存］をクリックすると ❷、検索式の保存画面が表示されます。検索式名を必要に応じて入力し ❸、メールアラート機能の「設定する」を選び ❹、［登録］をクリックすると ❺、毎月 2 回のデータ更新時に、この式で自動的に検索が行われ、結果をメールで受け取ることができます。

≫ 医中誌 Web の終了

　終了時には、Web ブラウザ画面右上の ✕ 図2-18 ❻ ではなく、医中誌 Web 画面右上の［✕終了］をクリックしましょう ❼。各図書館では、契約上、医中誌 Web に同時接続できる回線数が限られているため、Web ブラウザ画面の ✕ で閉じてしまうと、医中誌 Web はログイン状態のままとなり、他の利用者に不便が生じる場合があります。必ず［✕終了］で閉じましょう。

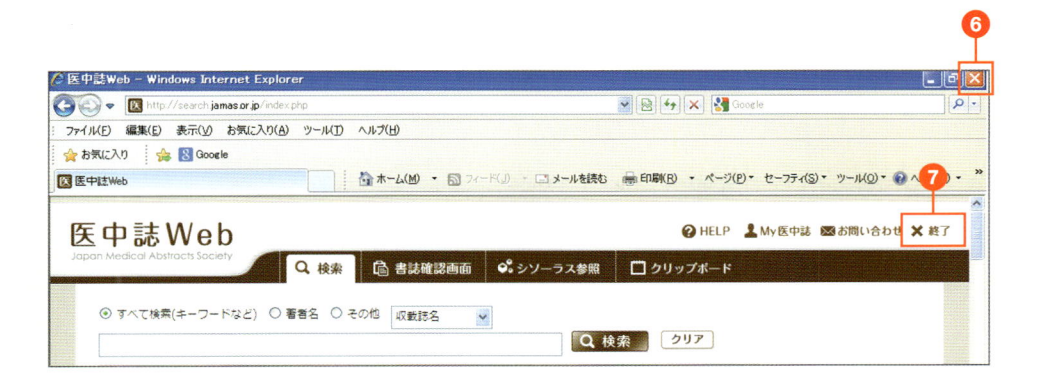

図2-18　終了の画面

2-2 JDream Ⅲ

≫ JDream Ⅲとは

　JDream Ⅲは、科学技術全分野（JSTPlus など）と医学・歯学・薬学・看護学関係の国内文献（JMEDPlus など）を網羅的に収録し、さらに海外文献についても検索できる日本最大級の科学技術文献データベースです 表2-3 図2-19 。海外文献に関しては、日本語による抄録（要約文）も掲載しています。看護関係の文献を検索するには、「JMEDPlus【1981 年〜】」がおすすめです。

　JDream Ⅲは有料のデータベースですので、利用にあたっては、所属機関が契約しているかどうかを確認してください。所属機関が契約していなくても、利用者が日本看護協会会員であれば日本看護協会ホームページの会員ダイレクト（p.108）にログインしてから無料で利用することができます。

　最近は、電子ジャーナルが検索結果の画面に直接リンクされ、原文を読める場合が多くなりました。「J-STAGE」や「CiNii（一部無料）」（p.64）などが表示されているものには、無料で利用できる電子ジャーナルもあります。

　JDream Ⅲの検索結果から複写を申し込むこともできます（有料）。

表2-3 JDream Ⅲの概要

名称（一般的な呼び方）	JDream Ⅲ（ジェイドリームスリー）
URL	http://jdream3.com/
運営	株式会社ジー・サーチ
検索できる文献の種類	医学・歯学・薬学・看護学関係の国内外の文献情報
料金	有料

NOTE

運営組織の変更

JDreamⅡからⅢへ移行するにあたり、運営組織が変わりました。独立行政法人科学技術振興機構（Japan Science and Technology Agency：JST）が提供していたJDreamⅡを、株式会社ジー・サーチがほぼそのまま継承し、2013年4月からJDream Ⅲのサービスが開始されています。

NOTE

J-STAGE

J-STAGEとは、科学技術振興機構（JST）が運営する電子ジャーナルの無料公開システムです。主に学会や協会が発行する、国内で発表された医学・薬学、および工学・自然科学系の学術論文全文を、インターネットで読むことができます。

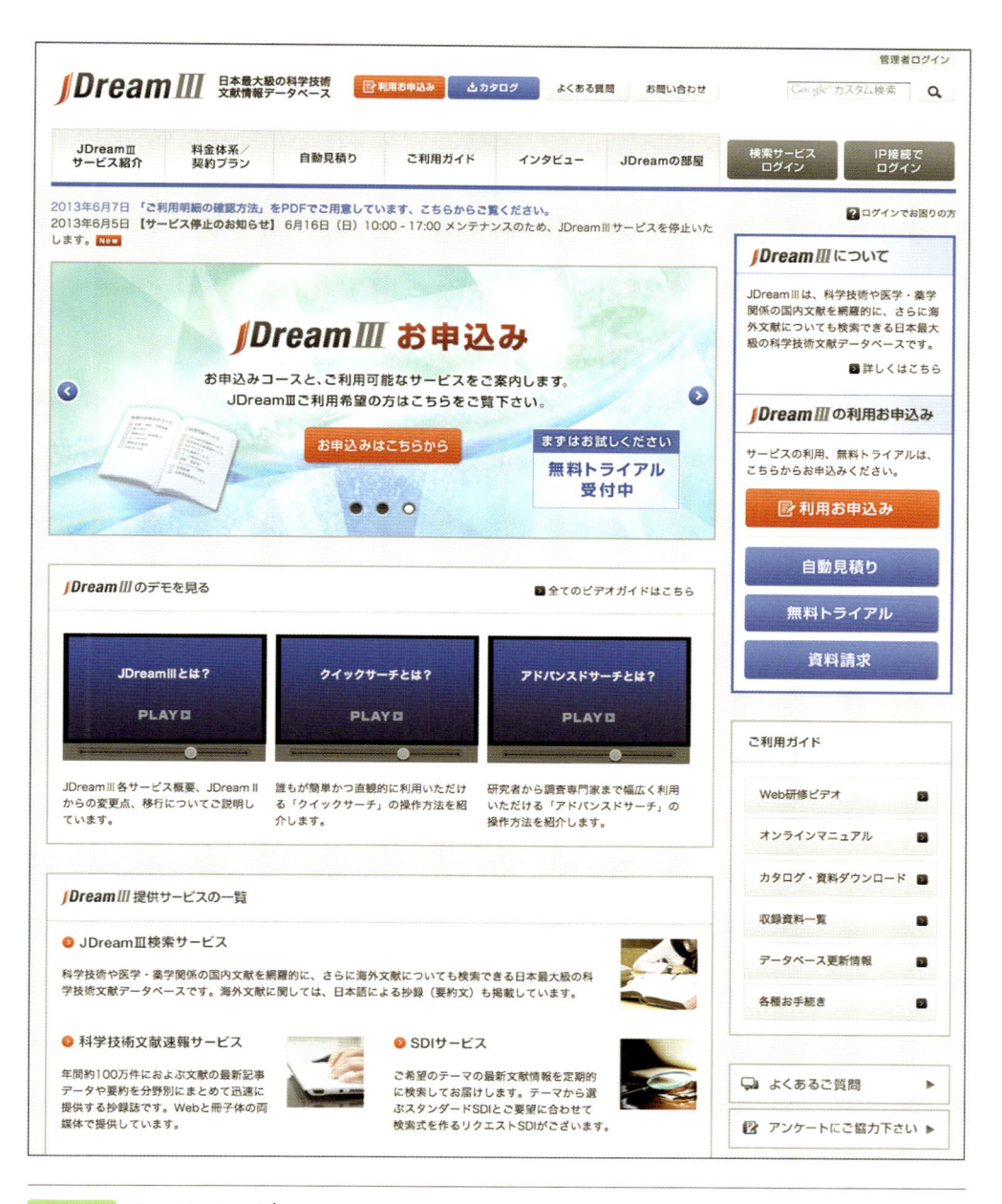

図2-19 ホームページ

》JDream Ⅲへの入り方と検索方法の選択

　JDream Ⅲのホームページに入り、氏名を入力した後に［クイックサーチ］を選んでください 図2-20（契約の種類によってID／パスワードを入力する場合があります）。クイックサーチを使うと、検索モード選択画面にあるような詳細な検索対象分野を検索のたびに選択しなくても、科学技術文献か医学薬学文献のどちらかを選択するだけで、それぞれの範囲の記事から検索できるため便利です。通常、看護関係の文献を探す場合は、「医学薬学文献」を選択します。なお、検索上級者向けに、検索の論理演算子が利用できる［アドバンスドサーチ］もあります。

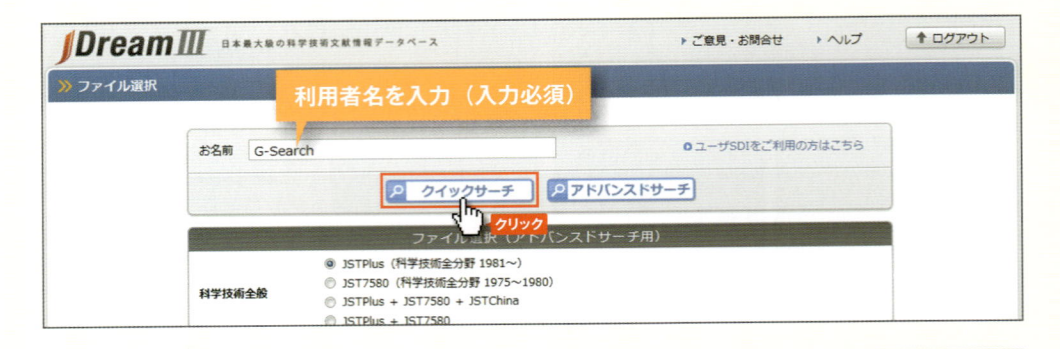

図2-20 ログインと検索方法の選択

》検索してみよう

　クイックサーチの画面から、検索対象分野［医学薬学文献］を選択してください 図2-21 ❶。次に検索したい用語を入力します。たとえば、「糖尿病の看護」について調べたいときは、「糖尿病　看護」と単語の間にスペースを入れて ❷、［検索］をクリックすると ❸、検索結果が表示されます ❹。

2-2》JDream Ⅲ

科学技術文献：JSTPlus+JST7580
医学薬学文献：JMEDPlus+MEDLINE※
※ MEDLINE オプションを追加の場合

「糖尿病　看護」のキーワードを入力

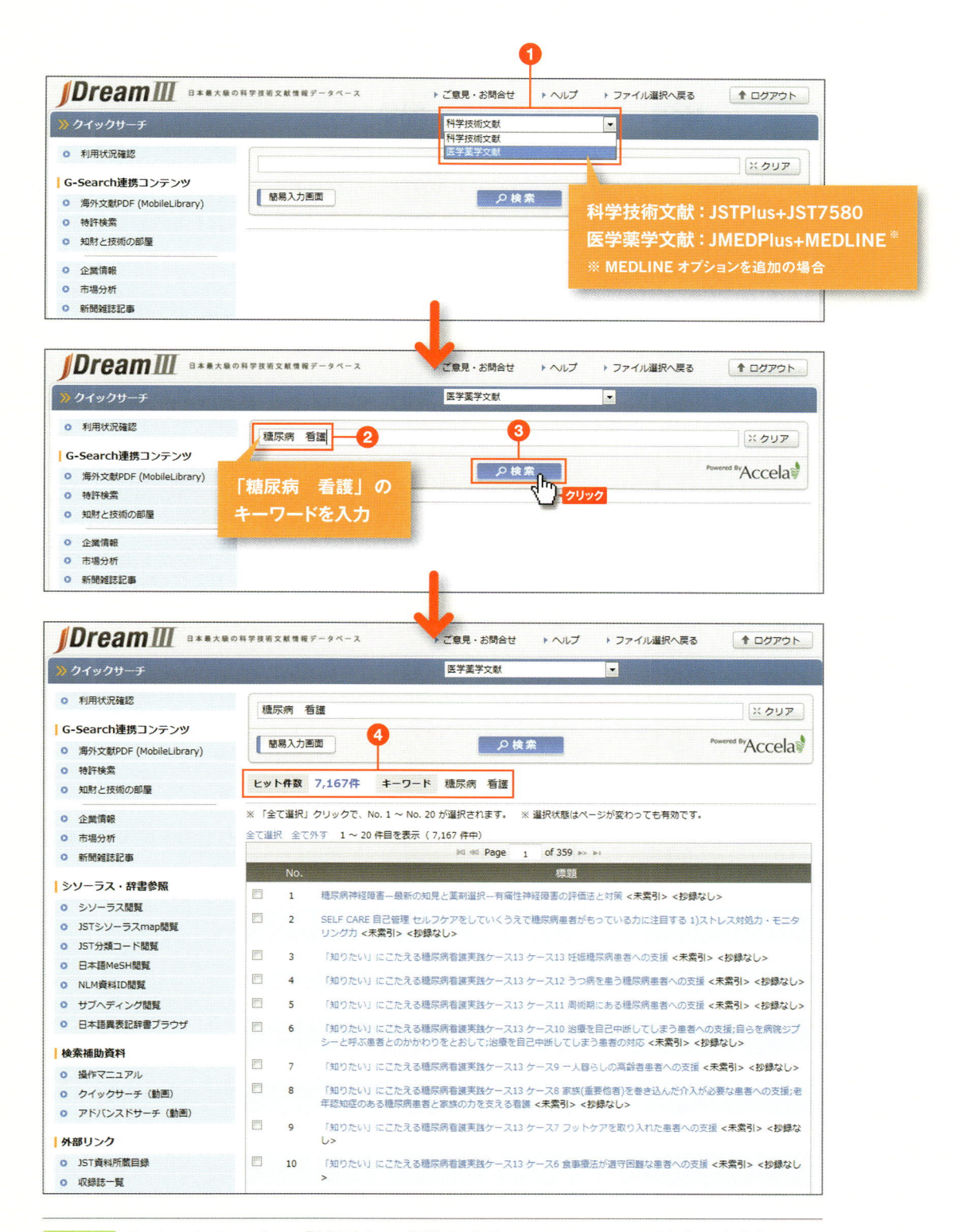

クリック

図2-21　クイックサーチで「糖尿病　看護」をキーワードにして検索した例

看護師のためのWeb検索・文献検索入門　47

2-3 NDL-OPAC（国立国会図書館蔵書検索・申込システム）

≫ NDL-OPAC とは

　国立国会図書館（以下、国会図書館）は、国内で発行された雑誌や図書を法律によりすべて収集する日本最大の図書館です。この国会図書館が所蔵するあらゆる資料を検索できるシステムが NDL-OPAC（国立国会図書館蔵書検索・申込システム）です 表2-4 。無料で公開されているデータベースですので、どなたでもどこからでも自由に利用できます。

≫ NDL-OPAC を利用するには

　NDL-OPAC を利用するためには、Google や Yahoo などで「国立国会図書館」を検索し、国会図書館のホームページを開き、そこから［NDL-OPAC］をクリックします 図2-22 。

　検索だけの場合、利用者登録は不要ですから、NDL-OPAC の画面を開いたら、［検索機能のみを利用する。（ゲストログイン）］からログインします 図2-23 図2-24 。なお、利用者登録を行って ID を取得しておくと、必要な雑誌論文や図書の一部の複写をインターネット上で依頼でき、自宅などに送ってもらえるので便利です（有料）。

表2-4 NDL-OPAC の概要

名称	NDL-OPAC（エヌディーエルオーパック、国立国会図書館蔵書検索・申込システム）
URL	https://ndlopac.ndl.go.jp/
運営	国立国会図書館
検索できる文献の種類	国内で発行された図書や雑誌、雑誌に掲載された論文の一部
料金	無料（複写は有料）

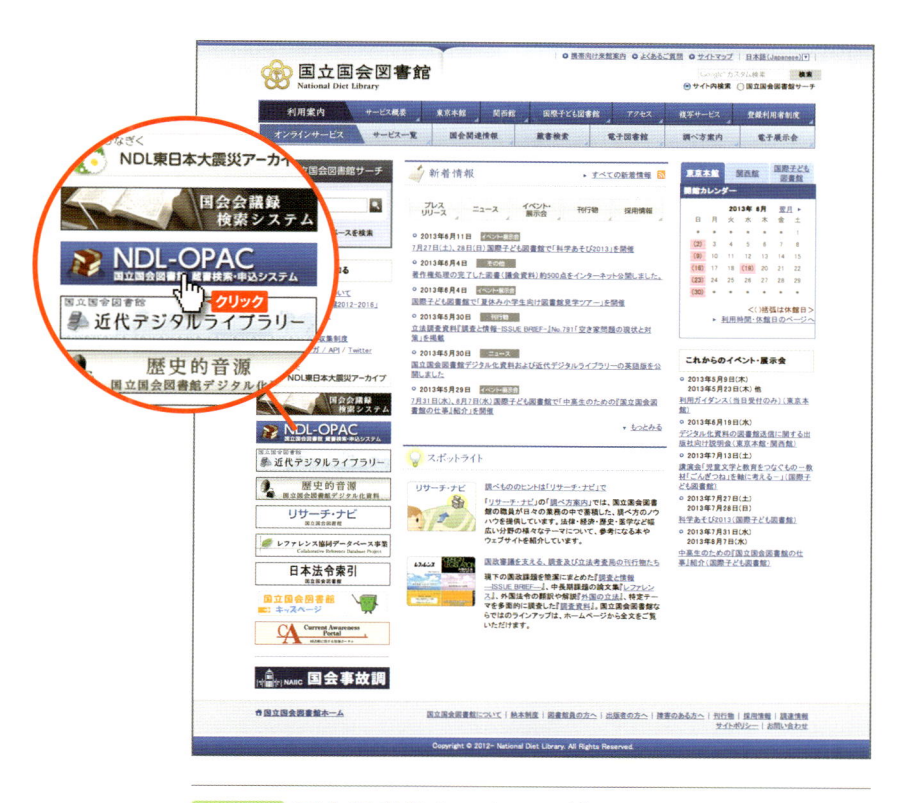

図 2-23 国会図書館ホームページ

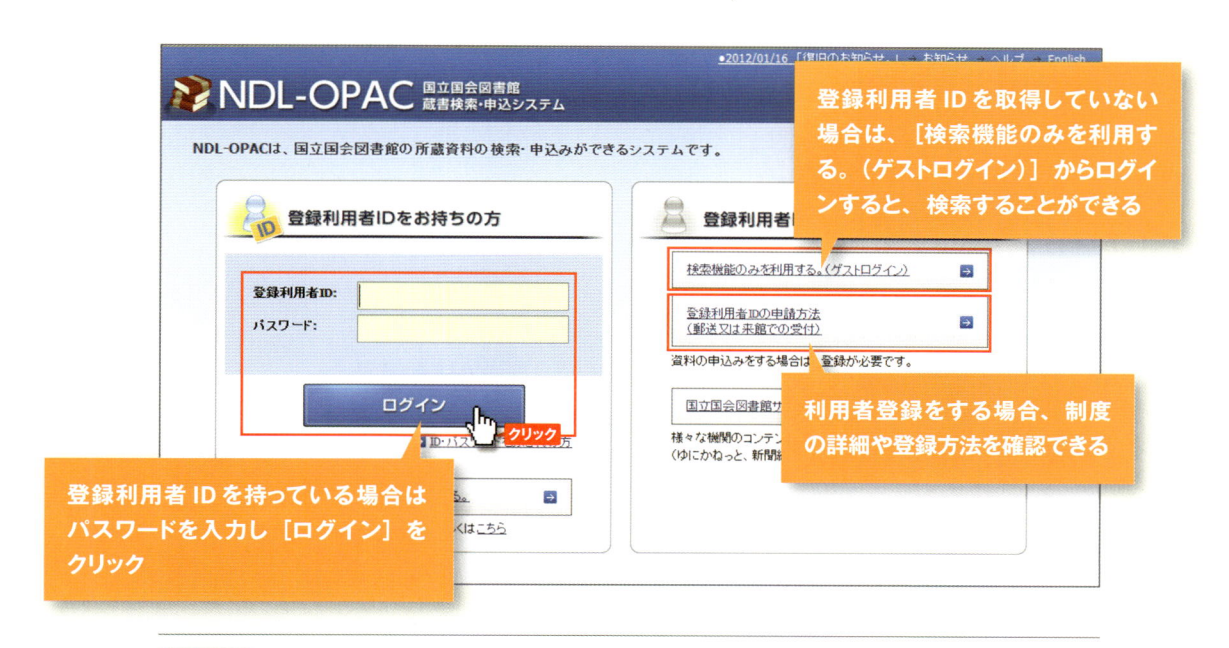

図 2-23 NDL-OPAC ログイン画面

看護師のための Web 検索・文献検索入門 49

第2章 | データベースで調べてみよう

> 初期画面からは、国会図書館が所蔵する全資料（図書・雑誌・雑誌記事・学位論文・規格など）を検索できる

> 雑誌に掲載された論文や記事を検索するときは［雑誌記事］をクリック

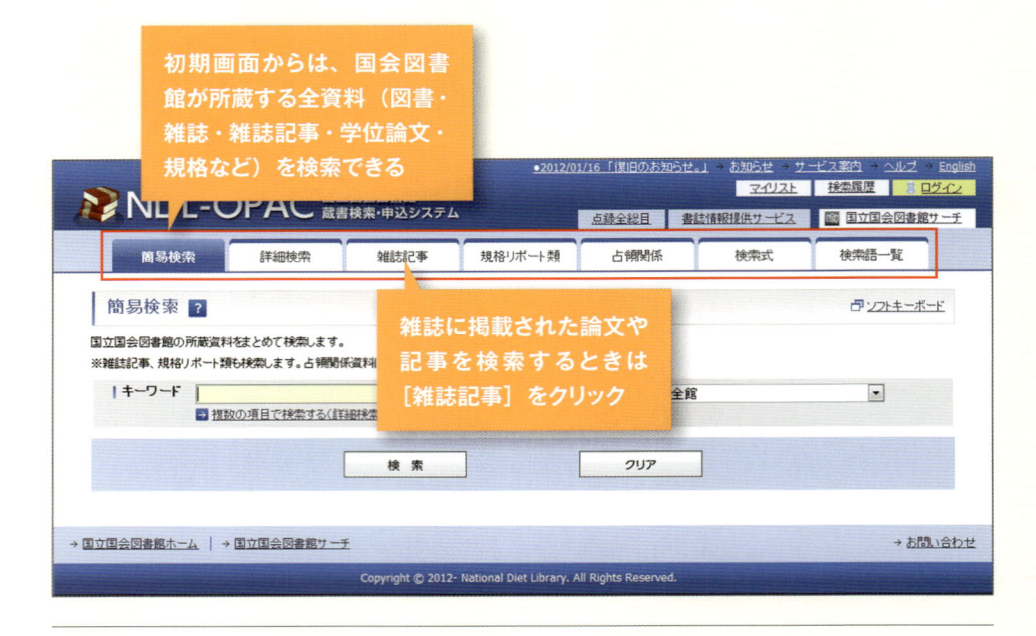

図2-24 NDL-OPAC 検索画面

≫ 雑誌記事を検索してみよう

　この項目では、NDL-OPAC の中の雑誌記事を中心に説明します。雑誌記事では、国会図書館で収集した和文雑誌（一部外国刊行和文雑誌・国内刊行欧文雑誌を含む）に掲載された論文や記事の書誌情報を検索することができます。

　看護学や医学はもとより、たとえば「小児の心理」や「子育て不安」、また「バリアフリー」「介護問題」「ドメスティックバイオレンス」など、看護に関係ある心理学や社会学・教育学領域などさまざまな文献を検索することができます。『医学中央雑誌』や『最新看護索引』などに収録されていない雑誌からも探すことができ、特に看護文献は 2000 年以後の文献が多く収録されています。

　最初に［雑誌記事］のタブをクリックして❶、雑誌記事の検索画面を開きます 図2-25 。

　入力する項目は複数あり、雑誌記事の論題名・論題中の単語・著者名等から検索することができますが、すべての項目を入力する必要はありません。通常はまず論題名の箇所にキーワードを入れて❷［検索］をクリックしましょう❸。キーワードが複数あるときはスペースで区切って入力します。スペースで区切って入力された

2-3 » NDL-OPAC（国立国会図書館蔵書検索・申込システム）

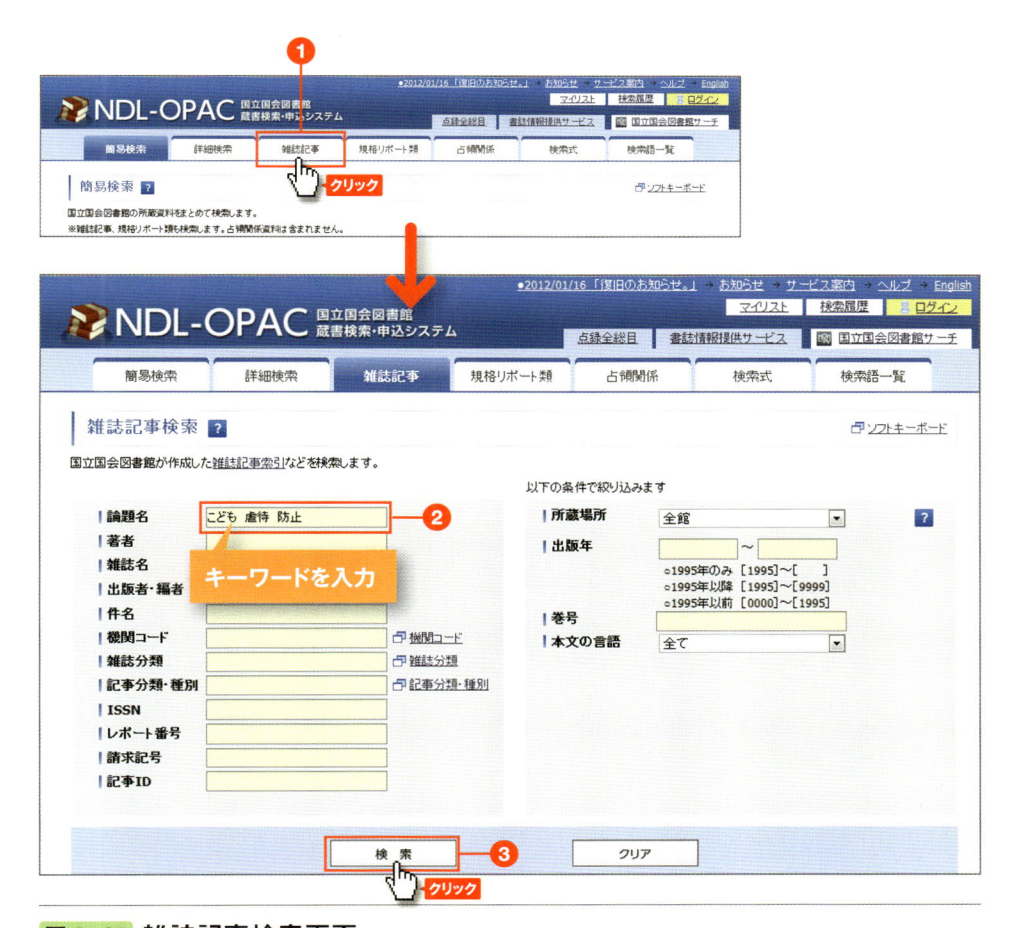

図 2-25　雑誌記事検索画面

キーワードは、すべて「AND 検索」が行われます。「子どもの虐待防止」の文献を例に検索してみましょう。

>> 言葉の表記、同音異義語に注意しよう

　入力されたキーワードは、同じ文字列のみを検索するため注意が必要です。たとえば、論題名に「子ども」と入力した場合、論文のタイトル部分に「子ども」という表記がある文献のみが検索されます。「こども」「子供」と表記されている文献は検索されません。同じ言葉で複数の表記がある場合は、すべての文字をカタカナまたはひらがなで入力するとすべてヒットするので便利です　表 2-5　。

看護師のための Web 検索・文献検索入門　**51**

表2-5 表記の違いによる検索結果の比較 (2013年7月20日現在)

子ども	73,265件	癌	739件
子供	8,904件	悪性腫瘍	5,488件
こども／コドモ	83,943件	がん／ガン	258,775件

> **NOTE**
> **同義語や関連語に要注意**
> NDL-OPACでは、入力した文字のみ検索します。同義語・関連語は検索の対象になりません。たとえば、ターミナルケア、終末期看護など、同じような意味でも違う言葉で表される言葉は数多くあるため、同義語・関連語に注意し、さまざまなキーワードを使って検索してみましょう。
> 例 こども・小児、看護・ケア、癌・悪性腫瘍、支援・サポート、予防・防止……

ただし、癌について調べたいときに、がん（またはガン）という言葉を入力すると、眼（ガン）なども含まれるため、同音異義語に注意しましょう。

》検索結果の見方、詳細表示、保存方法

検索結果は20件ずつ、論題、著者名、雑誌名、巻号、発行年等が表示されます。論題（タイトル）をクリックすると❶、さらに詳細な書誌事項を確認することができます 図2-26 。

雑誌記事索引にはシソーラス用語（p.35）や論文の内容を簡単にまとめた「抄録」はついていません。

検索結果の一覧の「No.」の左にあるチェックボックスにチェックを入れて❷［詳細表示する］をクリックすると❸、選択した文献の詳細事項をまとめて表示することができます。

文献を選択した後、［ダウンロードする］をクリックすると❺、結果をUSBなどへ保存することも可能です。ID登録をしている場合、［マイリストに追加］をクリックすると❻、マイリストに保存し、次回の検索時に内容を参照することができます。ゲスト利用の場合は、現行セッションを終了すると、マイリストへ保存した内容は削除されてしまうので注意が必要です。マイリストには最大500件まで保存できます。

> **NOTE**
> **検索結果の絞り込み**
> 図2-26 の［検索結果の絞り込み］をクリックすると❹、新たなキーワードを追加したり、検索対象年を限定するなど、検索結果を複数の条件で絞り込むことができます。

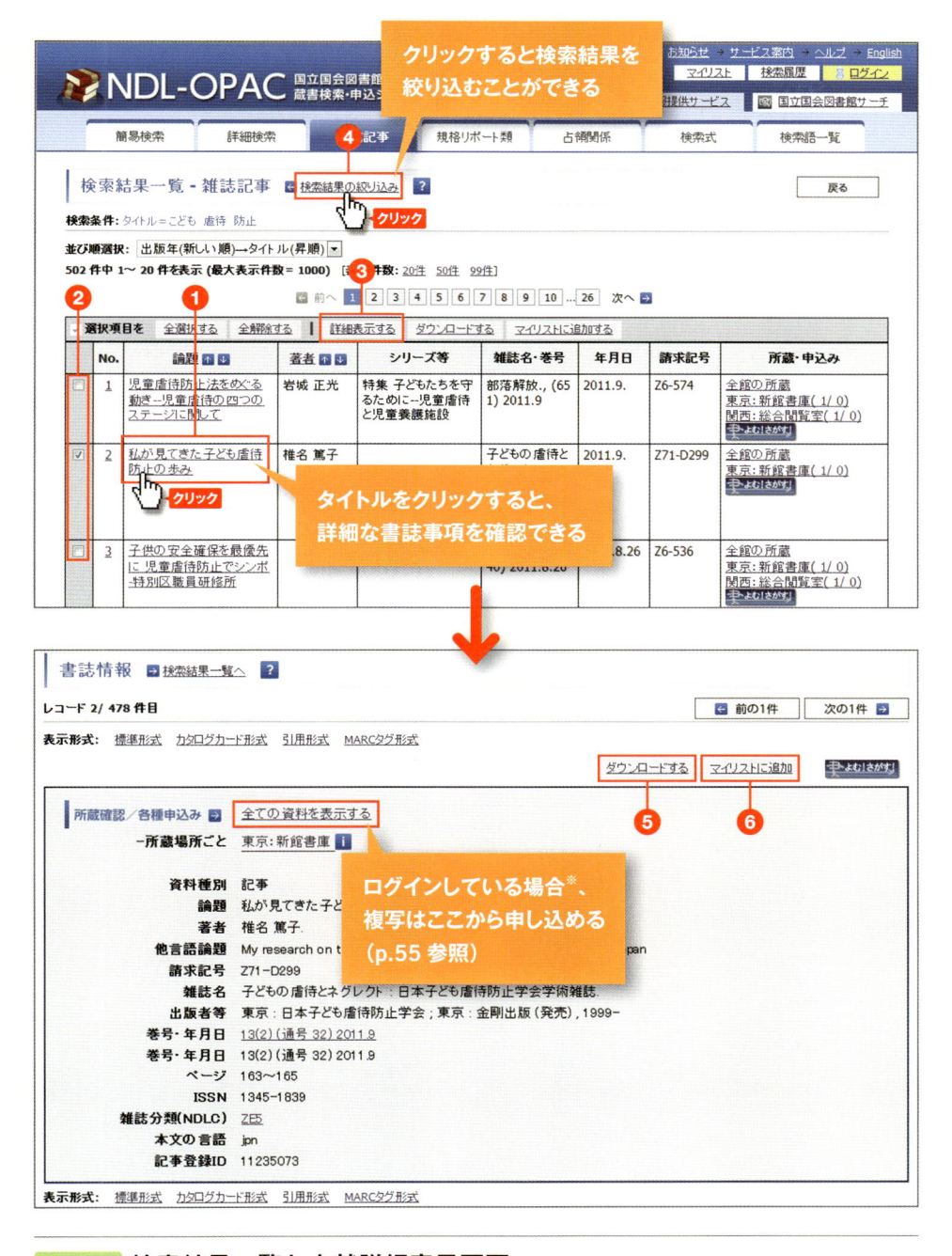

2-3 » **NDL-OPAC**（国立国会図書館蔵書検索・申込システム）

図 2-26 検索結果一覧と文献詳細表示画面

※利用者登録後、ID とパスワードでログインしている場合は、複写を申し込むことができます。

≫ 国会図書館の蔵書を検索してみよう

　自分が探している図書や雑誌等が、国会図書館で所蔵されているかどうかを調べるには、簡易検索・詳細検索のどちらかのタブをクリックします。どちらの検索方法でも国会図書館が所蔵するすべての資料を検索できます。ここでは詳細検索画面で検索方法を説明します。[詳細検索]のタブをクリックして❶、検索画面を開きます 図2-27 。

　検索の初期画面では、検索対象の資料種別❷がすべて選択されています。検索

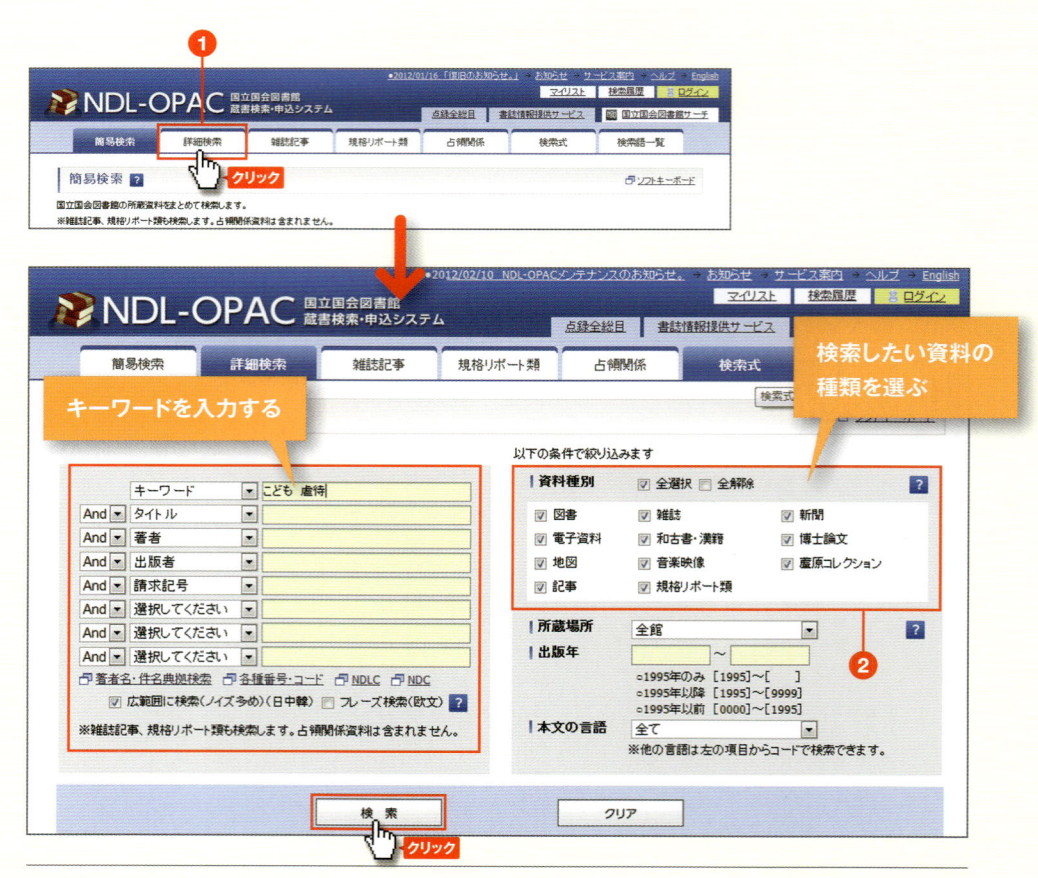

図2-27 図書検索画面

する必要のない資料種別がある場合は、チェックをはずすことで検索対象から除くことができます。

　入力する項目は複数ありますが、すべての項目に入力する必要はありません。

　なお、原則として図書の館外貸出はできません。

≫ 文献を入手するには……

　国会図書館には登録利用者制度（無料）があり、氏名や住所等を事前に登録しておくと、ホームページから雑誌文献の複写を申し込むことができます。登録利用者制度の詳細は国会図書館のホームページで確認してください 図2-23 。

　複写料金は、1枚25円（A4／B4）、送料の実費、1回の送付につき157円の発送事務手数料がかかります。インターネットまたは郵送で、一度に30件まで申し込むことができます。

　雑誌記事索引を使って検索した文献の場合は、詳細表示画面 図2-26 から申し込めます。

　国会図書館で所蔵されている資料であれば、雑誌記事索引に収録されていない文献や図書の一部の複写も申し込むことができます。図書の一部の複写を申し込む場合は、ページ数が必要になるため、別の資料等で申込ページ数を確認し、申し込んでください。申し込みは、書誌の詳細表示画面 図2-26 から行うことができます。

COLUMN

データベースの相互連携機能

　最近のNDL-OPACでは、キーワードを検索画面に入れると、雑誌論文だけでなく、図書や学位論文、また規格・レポート類なども併せて検索できるシステムになっています。さらに、CiNii Articles（p.64）、J-STAGE（p.44）などとの相互連携の機能も付加されています。Googleでキーワードを入力するとあらゆる種類の情報が一度に出てくるように、さまざまな情報が同時に出てきたり、またほかのデータベースにリンクする機能も充実してきています。

図の画面は国立国会図書館Webサイトから転載しています。

2-4 最新看護索引 Web

≫ 最新看護索引 Web とは

　最新看護索引 Web は、日本看護協会図書館で所蔵している、国内で発行された看護および周辺領域の約 825 誌（2012 年 12 月現在）の中から、臨床看護や看護教育・研究に必要と考えられる論文を抽出し、編集された有料のデータベースです（表2-6）。1987 年以降（一部 1986 年以前のものも含む）の雑誌論文から検索できます。

　日本看護協会会員の方は「JNA-会員ダイレクト」に登録すると、無料で利用できます（p.108）。また会員は、このデータベースで検索した雑誌論文の複写を、インターネットの画面上から日本看護協会図書館へ申し込むこともできます（有料）。

≫ 最新看護索引 Web の特徴

→ 看護系論文を中心に検索できる
　看護系雑誌論文を中心に検索できるため検索時間が短縮でき、看護師や学生の臨

表2-6 最新看護索引 Web の概要

名称（一般的な呼び方）	最新看護索引 Web（サイシンカンゴサクインウェブ）
URL	http://www.libraryplus.jp/ （ライブラリー・プラス法人向けコンテンツ配信サービス）
運営	日本看護協会図書館
検索できる文献の種類	国内論文
料金	有料（日本看護協会会員は無料）

床実習、また看護研究のときにすぐに役立ちます。特に『日本看護学会論文集』の全論文データが入っており、看護の多くの事例を手軽に検索できるのが利点です。

　看護系大学・短大図書館や専門学校の図書室では、このデータベースに収載されている雑誌を多数所蔵している場合が多いので、現物の論文をすぐに入手して読むこともできます。

▶ 具体的なキーワードが効果的！

　たとえば「褥瘡」というキーワードのみで検索するより、「褥瘡予防」や「褥瘡ケア」など、自分が探している事柄をより具体的な言葉で表すことで、的確な論文を探し出すことができます。なお、最新看護索引Webにはマッピング機能（p.35）がないので、「床ずれ」など、「褥瘡」の同義語・類義語を別に検索する必要があります。

▶ 日本看護学会論文集（第42回以降）の本文が閲覧できる！

　『日本看護学会論文集（電子版）』（第42回）以降から、掲載されている論文が無料で閲覧等できます。「最新看護索引Web」の検索画面の書誌事項に本文がリンクされており、パソコンで検索してすぐに読むことができるのでとても便利です（なお、第42回以降は冊子の販売が中止されています）。

≫ 検索してみよう

「入院中の褥瘡予防」に関する文献を調べるために、「褥瘡予防」「入院」をキーワードとした場合を例に検索してみましょう。

▶ 簡易検索──基本的な検索方法を覚えよう

1. 最新看護索引 Web にログインすると簡易検索画面が表示されます 図2-28 。
2. キーワードを入力するボックスに、たとえば「褥瘡予防　入院」と入力し❶［検索］をクリックすると❷、検索結果が表示されます。簡易検索では、データのすべての項目（標題・著者・雑誌名など）から検索され、キーワードは1回に5個まで入力できます。
3. 検索する際に、データの表示内容（全項目もしくは、標題・副標題）や並び順（年代の新しいデータ順、雑誌名順、分類順）、表示件数（100、300、500件ずつ）をそれぞれ選択することができます❸。検索結果の表示方法は、［検索］をクリックする前でも検索した後でも変更できます。

▶ 条件検索──便利な検索方法にも挑戦してみよう

条件検索では、「件名」「標題（雑誌論文のタイトル）」「特集」「著者」「雑誌（名）」「巻号」「発行年月」「記事（の種類）」など条件を選んで検索できます 図2-29 。

では、便利な検索方法をいくつか紹介しましょう。

▶ 関連用語も併せて検索できる「件名」を利用しよう（参照機能）

「件名」（主題を表す用語）には、入力したキーワードに関連する用語を参照できるという便利な検索機能があります。参照機能を利用するときのポイントは、少ない語数で短い言葉を使うことです。たとえば「褥瘡予防」は「褥瘡」、「小児気管支喘息」は「喘息」、「脳血管性認知症」なら「認知症」というような言葉を用いて、関連用語を多く表示させるようにします。また、条件検索では、件名を1回につき3個まで選べます。

では、実際に参照機能を使って「褥瘡予防」に関連する「件名」を選んでみましょう。

1. 図2-29 の［簡易検索］の隣の［条件検索］タブをクリックすると❹条件検索画面に変わります。「件名」欄の横の［参照］をクリックすると❺、「参照」画面 図2-30 が開きます。

2-4 » 最新看護索引Web

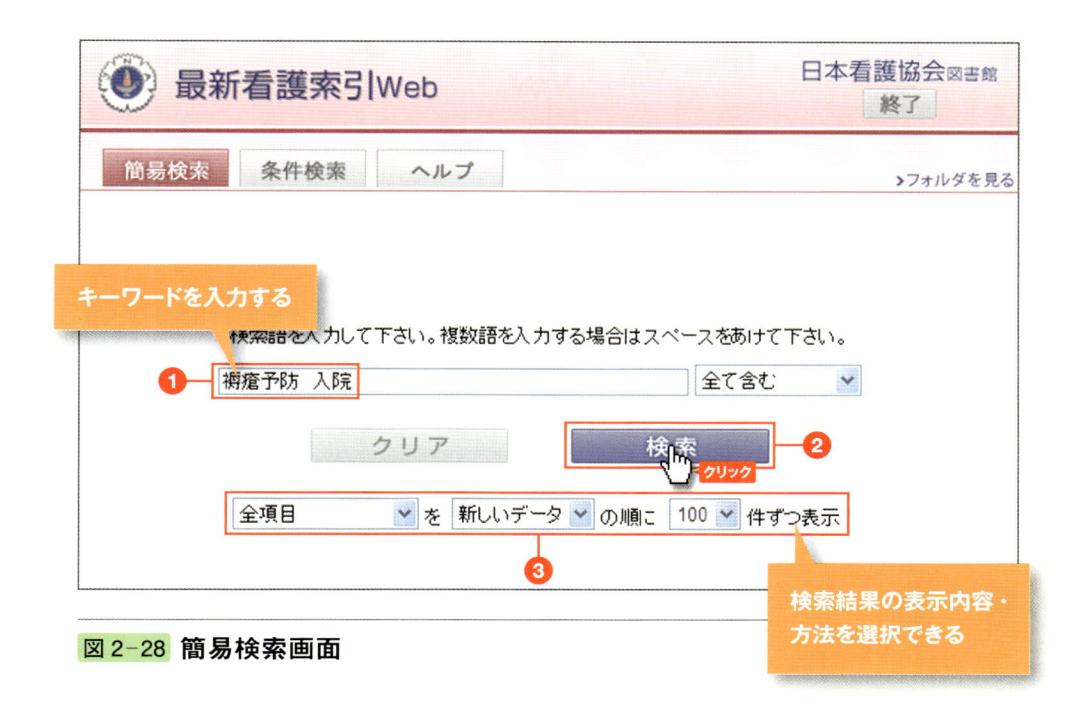

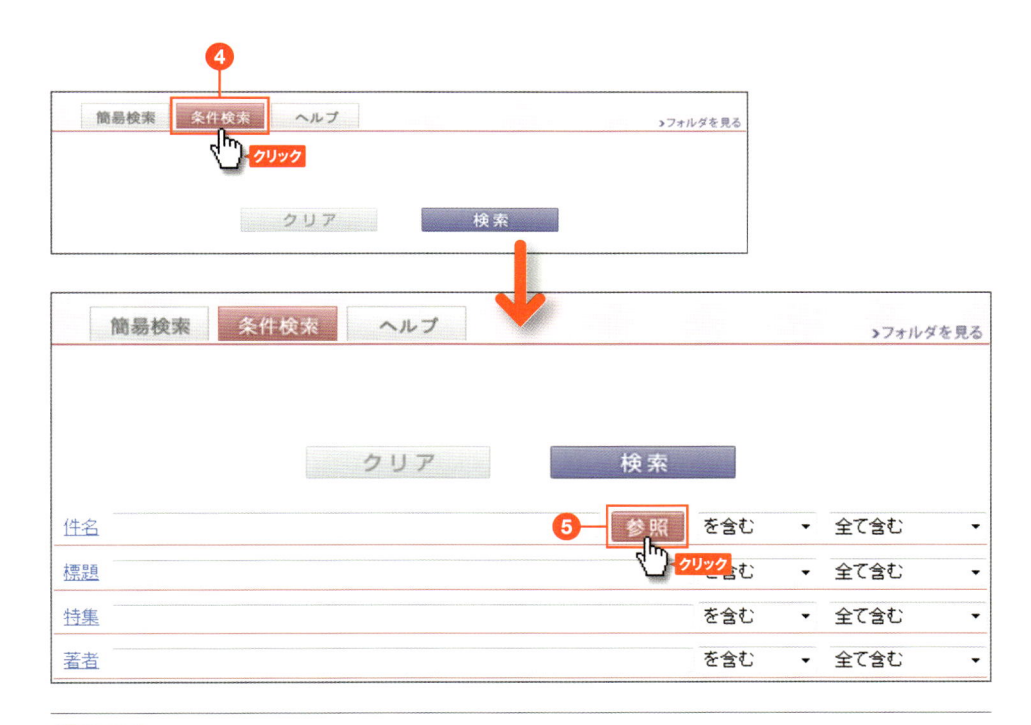

図2-28 簡易検索画面

図2-29 条件検索画面

看護師のためのWeb検索・文献検索入門 | 59

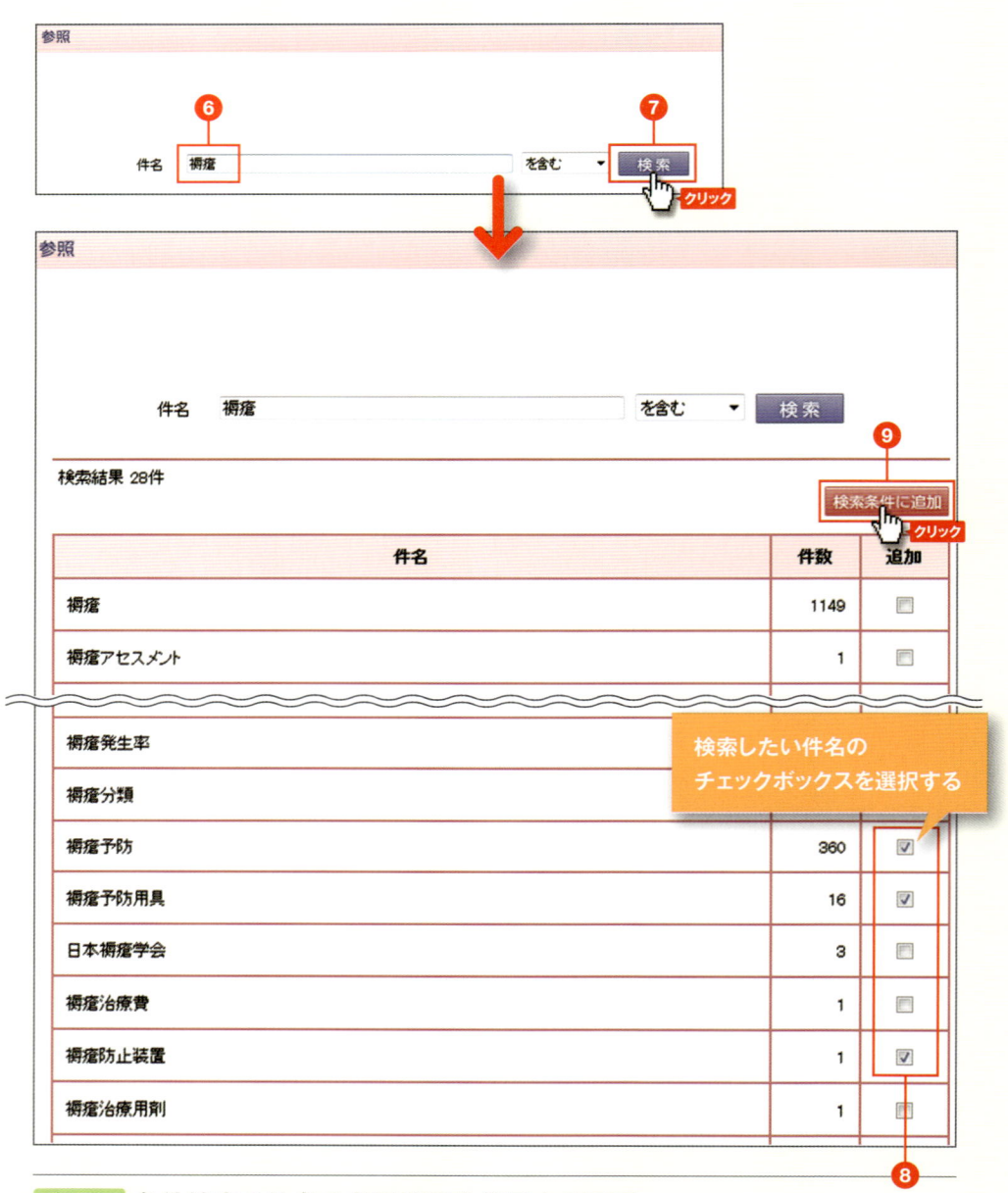

図 2-30 条件検索の件名の参照機能を使用する画面

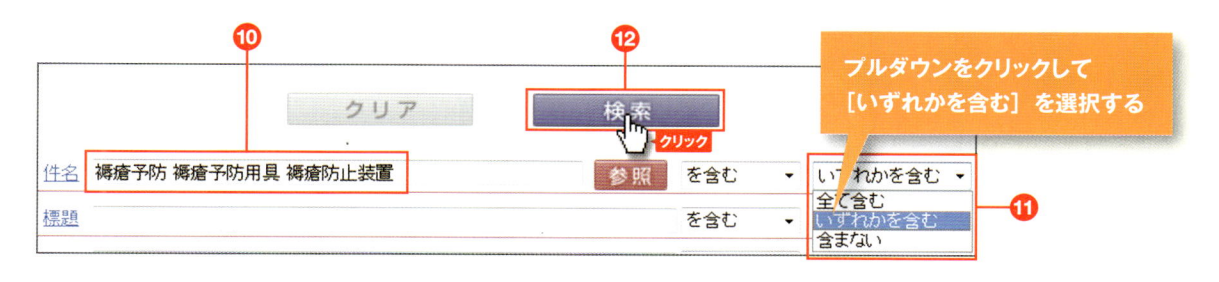

図 2-31 参照機能で選択した件名が条件検索画面の件名欄に自動入力された画面

件名検索では、図中⓫の左側のプルダウンを選択してもヒット件数が同一となるため、特に使用する必要はありません。

2. 先述のように「褥瘡予防」よりも「褥瘡」のみのほうが、多くの件名が表示されるので、「参照」画面の件名欄に「褥瘡」と入力します❻。

3. 件名入力欄の横にあるプルダウンから［を含む］［で始まる］［と一致する］のいずれかを選択します。この検索条件の基本設定は、［を含む］になっています。今回は［を含む］を選択して、より多くの件名を検索してみましょう❼。

4. 「褥瘡」を含む件名と文献数の一覧が表示されます。「褥瘡予防」に関係する件名として［褥瘡予防］［褥瘡予防用具］［褥瘡防止装置］を選択し、追加のボックスにチェックを入れます❽。

5. ［検索条件に追加］をクリックすると❾、参照画面が自動的に消えて、条件検索画面の件名欄に選択した件名が表示されます 図2-31 ❿。

6. 選んだ3つの件名すべてが含まれている雑誌論文を探すのか（AND検索）、3つの件名どれか1つでも含まれていればいいのか（OR検索）を選ぶ必要があります。今回は「褥瘡予防」に関係する件名を3つ選んだので、そのうち1つでも含まれている雑誌論文を探します。画面右端の「検索条件」(複数語入力した場合に用いる)のプルダウンをクリックして［いずれかを含む］を選択し⓫、［検索］をクリックすると⓬、検索結果が表示されます。

➡ 雑誌特集を検索してみよう

　多くの雑誌では毎号、特集が組まれています（p.8）。特集で検索して雑誌を探せば、1冊で同じテーマの論文をまとめて読むことができるため、便利です。

　特集を検索するときは、件名検索と同じようになるべく短い言葉をキーワードにすることがポイントで、たとえば「褥瘡予防」の特集を探す場合は「褥瘡」と入力して 図2-32 ❶、[検索] をクリックします ❷。すると、同じ特集の論文が雑誌ごとに上から順に表示されます 図2-33 。

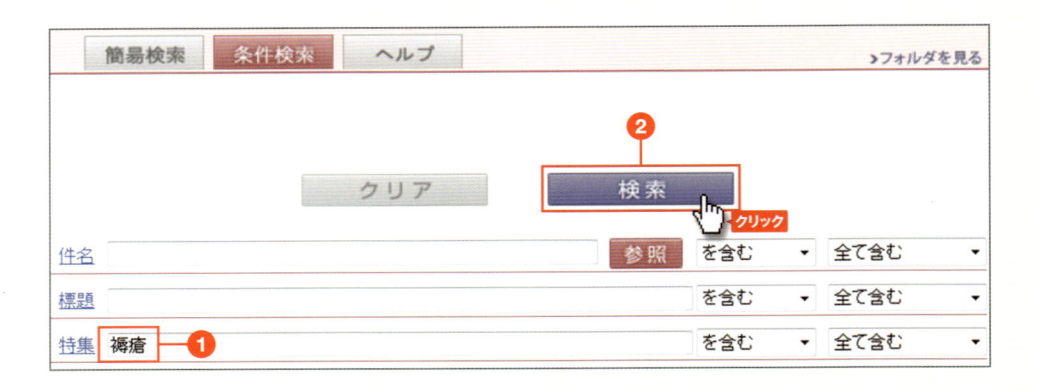

図2-32　雑誌の特集で検索

【特集；副特集】【雑誌名】【巻（号）】が同じ雑誌論文が並びます。
【特集；副特集】とは、「論文名；副論文名」を指します。

図2-33　特集の検索結果一覧

▶記事の種類を選んでみよう

　［記事］図2-34 ❶ では、［原著］［調査］［事例］など記事の内容を選択できます❷。たとえば、件名「褥瘡予防」の「原著」論文だけを検索する、ということができます。

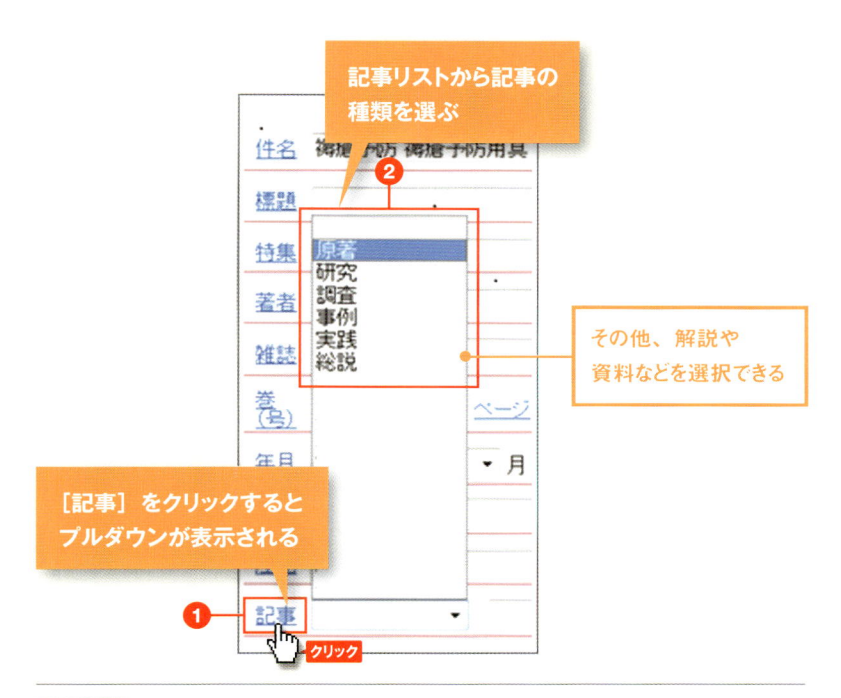

図2-34　記事リストから記事の種類を選ぶ

2-5 CiNii Articles

>> CiNii Articles とは

　国立情報学研究所（National Institute of Informatics：NII）が提供する「CiNii Articles（サイニィ アーティクルズ）」のデータベースは、看護学や医学だけではなく心理学・教育学・社会学・福祉といった看護周辺領域の雑誌論文を幅広く探すことができます 表2-7 。探せる雑誌は大学の紀要や学会誌が中心ですが、検索結果から PDF ファイルで全文が読めるものが多いのが特徴です（検索できる論文数は約 1,500 万件、全文提供は約 400 万件、2012 年 5 月現在）。

　また、「CiNii Books（サイニィ ブックス）」では、全国の大学図書館などが所蔵する図書や雑誌を検索することができます。

表2-7 CiNii Articles の概要

名称（一般的な呼び方）	CiNii Articles（サイニィ アーティクルズ）
URL	http://ci.nii.ac.jp/
運営	国立情報学研究所
検索できる看護文献	医学、看護、心理、教育、社会・福祉といった看護の周辺領域の雑誌論文（探せる雑誌は大学の紀要や学会誌が中心）
料金	無料（一部、本文は有料もあり）

≫「糖尿病患者のフットケア」をテーマに検索してみよう

　検索欄に「糖尿病　フットケア」と入力して 図2-35 ❶、［論文検索］をクリックします ❷。［CiNii に本文あり］にチェックを入れてから ❸、［論文検索］をクリックすると ❷、本文が読めるものだけを検索します。

　また、検索結果に 図2-36 のアイコンがあれば、本文へのリンクを表しますのでクリックしてみましょう。

　青字で表示される論文名をクリックすると ❹、詳細画面が表示されます 図2-37 。プレビューまたは［CiNii PDF　CiNii 論文 PDF-オープンアクセス］をクリックすると ❺、本文が PDF で表示され、読んだりダウンロードすることができます。また、CiNii Articles の検索画面で論文本文を読めなくても、❻のように［NDL-OPAC］のアイコンがあれば、クリックすると国会図書館にリンクされます。国会図書館に利用者登録をしている方は、論文のコピーを取り寄せることができます（p.55）。

> **COLUMN**
>
> ### 思いついた言葉で探してみよう
>
> 　CiNii Articles には、「論文名」「抄録」「著者名」以外にも、論文の中の言葉からも探せる「全文検索」という機能があります。
>
> 　検索した言葉が、論文の主たるテーマではないこともありますが、幅広く論文を見つけることができます。探している言葉で欲しい論文が見つからないときなど、検索語が適切かどうかを見分けるためにも使うことができます。

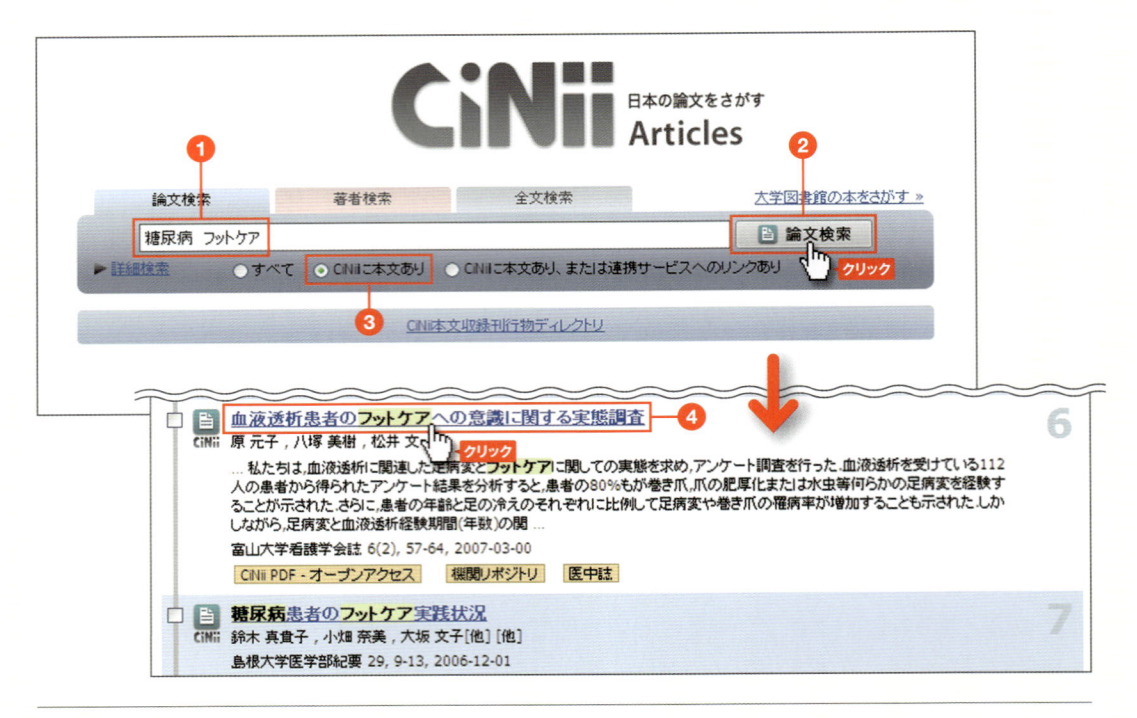

図 2-35 CiNii Articles 検索画面

図 2-36 誰でもすぐ本文を読めることを示すアイコン

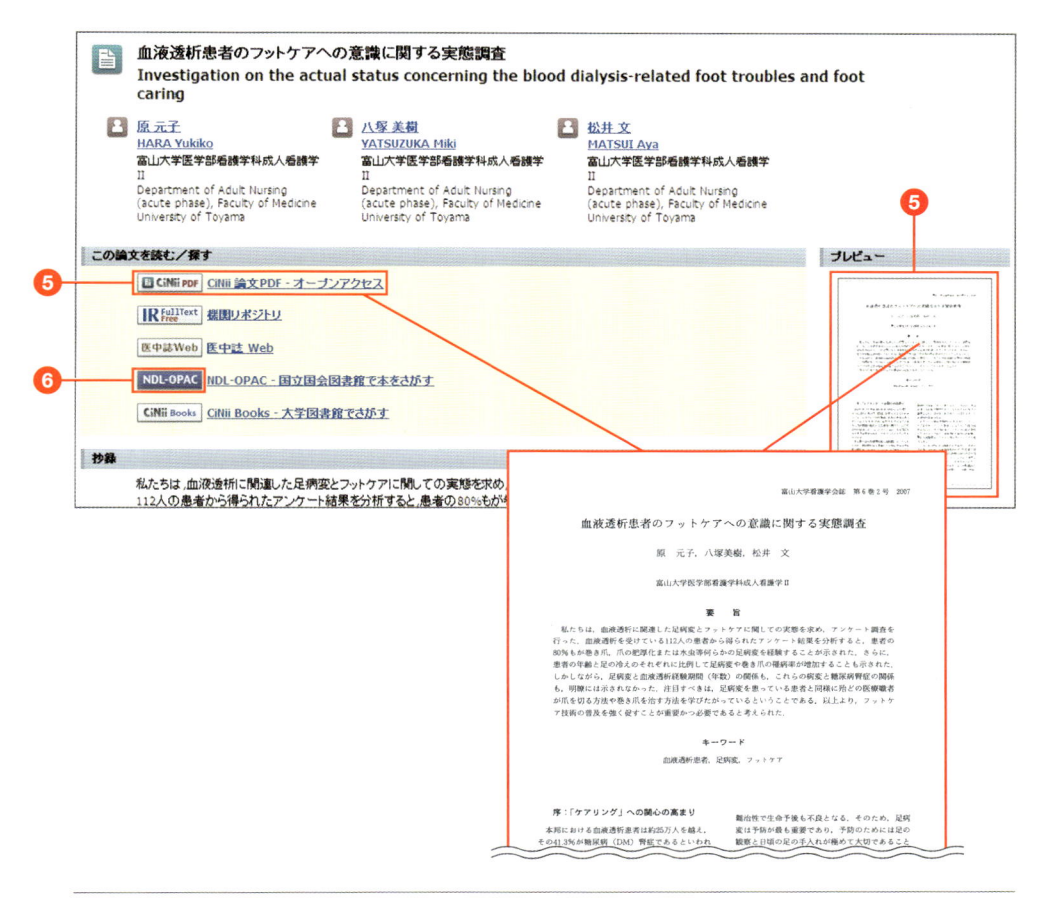

図2-37 検索結果の論文タイトルをクリックした後の詳細画面

図は2013年9月30日現在の画像です。

看護師のためのWeb検索・文献検索入門 **67**

2-6 PubMed

>> PubMed とは

外国の医学・看護文献を探したいときには、MEDLINE（メドライン）というデータベースを利用します。MEDLINE は医学・看護学・歯学・薬学などの雑誌論文等の書誌事項（論文のタイトル、著者名、収載雑誌名など）を探すためのデータベースで、5,000 誌以上の学術雑誌から、毎年 50 万件のデータが追加されています。全収録数は約 2,150 万件です。

作成元の米国国立医学図書館は、1997 年に MEDLINE をインターネット上で無料公開しました。これを PubMed（パブメド）といいます 表2-8。

PubMed で見ることができるのは書誌事項と抄録ですが、無料で本文が読める電子ジャーナルにリンクしているデータもあります。検索は英語で行います。

また、PubMed は週に 5 回更新されているので、いつも最新情報を検索することができます。

NOTE
International Nursing Index
MEDLINE には、看護関係の代表的な索引誌である International Nursing Index（INI、米国国立医学図書館が作成）のデータも含まれています。2000 年にこの雑誌が終刊となった後も MEDLINE の中で引き継がれ、現在は 187 の看護関係雑誌が収録されています。

表2-8 PubMed の概要

名称（一般的な呼び方）	PubMed（パブメド）
URL	http://www.ncbi.nlm.nih.gov/pubmed/
作成	米国国立医学図書館
検索できる文献の種類	海外の欧文の論文など
収載分野	医学・看護学・歯学・薬学・獣医学
収載雑誌数	約 5,600 誌
登録文献数	約 2,150 万件
収載年	1946 年以降
料金	無料

≫ 基本的な検索方法

まず、PubMed のホームページにアクセスします。

検索ボックスには、半角のアルファベットでキーワードを入力します。アルファベットの大文字と小文字のどちらで入力しても同じ結果になります。

> **NOTE**
> **ホームページの簡単な見つけ方**
> 通常は、Google などの検索画面で「PubMed」と入れて検索し、「Home-PubMed」を選ぶと、簡単にアクセスできます。

▶ キーワード検索

画面上部の検索ボックスにキーワードを入力した後 図2-38 ❶、Enter キーを押すか検索ボックスの右側にある［Search］をクリックするだけで ❷、簡単に文献検索ができます。

たとえば、stroke（脳卒中）と検索ボックスに入力して検索してみましょう。

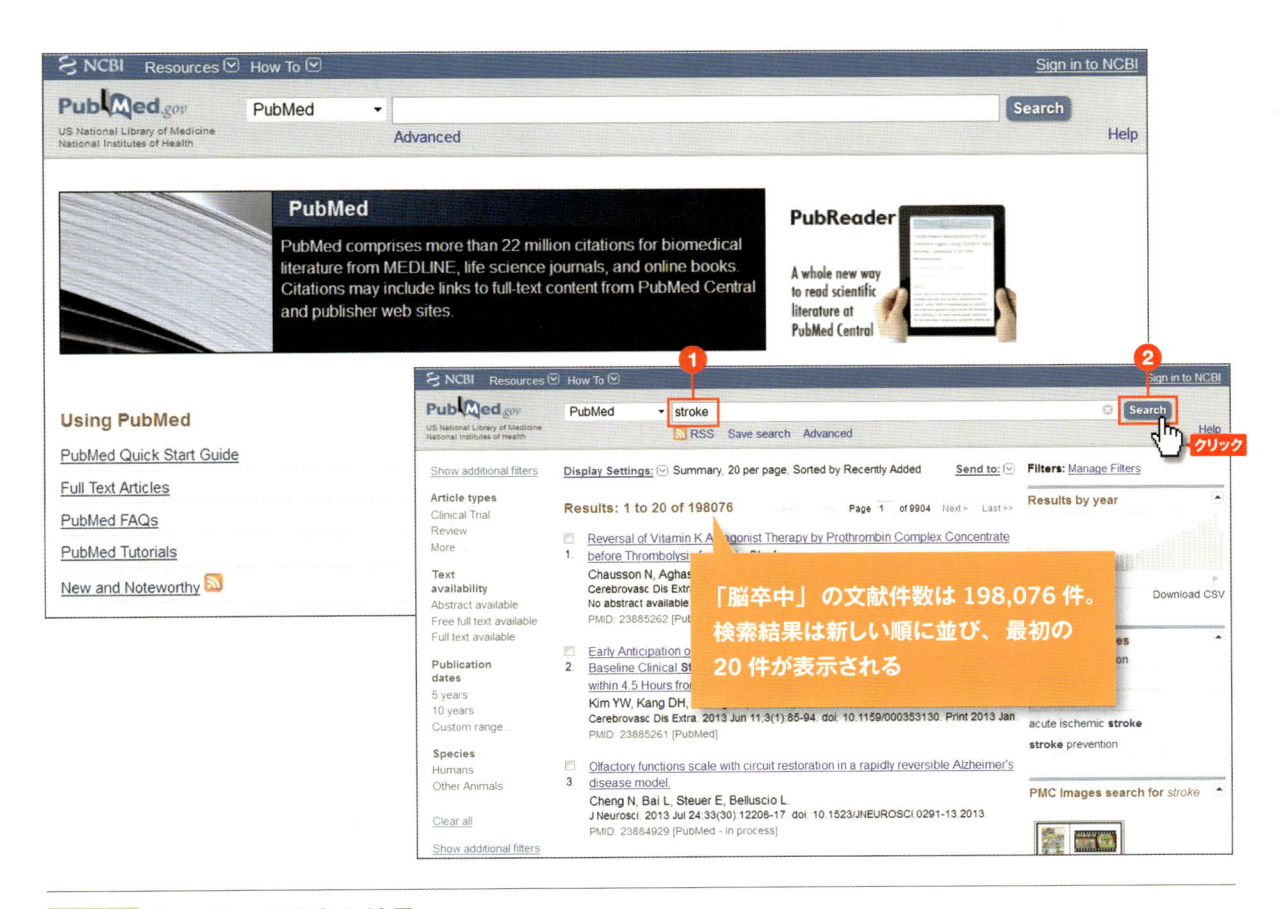

「脳卒中」の文献件数は 198,076 件。検索結果は新しい順に並び、最初の 20 件が表示される

図2-38 キーワード検索と結果

▶ 複数のキーワードで検索（AND 検索）

複数のキーワードで検索する場合は、スペースで区切って入力します。たとえば stroke と primary care を AND 検索する場合は、検索ボックスに「stroke primary care」と入力して❶検索します 図2-39 。

▶ 著者名・雑誌名での検索

著者名で検索したいときは、「姓（スペース）名の頭文字」と入力します。たとえば山田太郎の場合は、「yamada t」と入力します。「yamada taro」とフルネームで検索すると、2002年以降に発行された文献だけが検索対象となります。

雑誌名から調べたい場合は、雑誌名のフルタイトル、または MEDLINE で決められている略誌名で検索できます。たとえば「Journal of Clinical Nursing」の場合は、「journal of clinical nursing」もしくは「j clin nurs」と入力します。

> **NOTE**
> **雑誌名や略称の調べ方**
> PubMedのトップページで[Journals in NCBI Databases]をクリックすると、雑誌名や略称を検索するページに移ります。たとえば「j clin nurs」と入力すると4件ヒットしますが、検索結果を見ると、「j clin nurs」が「Journal of Clinical Nursing」の略称であることがわかります。このページでは、雑誌の出版地や出版開始年、現在 MEDLINE に収録されているかどうかなども調べることができます。

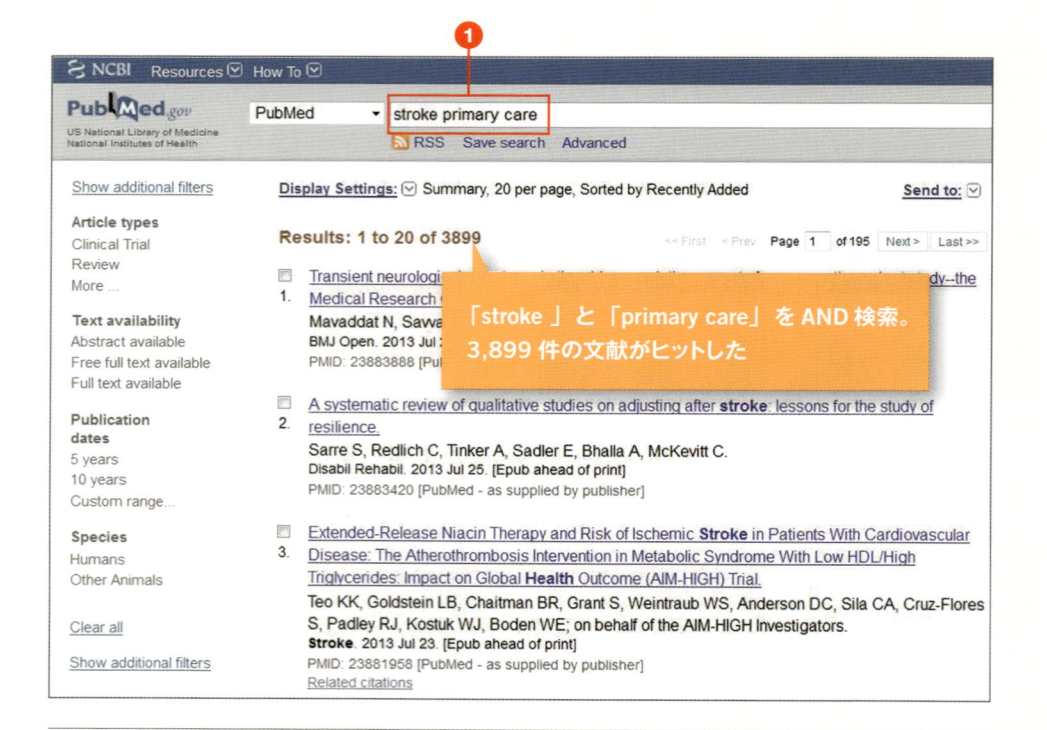

図2-39 複数のキーワードで検索

COLUMN

MeSHと自動用語マッピング

　MeSHとは、Medical Subject Headingsの略で、米国国立医学図書館が作成している医学用語集（シソーラス）です。PubMedのデータには、文献の内容を表すMeSH用語が付けられています。MeSHは、疾患、化学物質等16のカテゴリーに分かれており、階層構造になっていることが大きな特徴です。また、主標目（メインヘディング）と副標目（サブヘディング）を組み合わせて使用します。

　PubMedでは、検索ボックスにキーワードを入力して検索すると、一番適切なMeSH用語や雑誌名、著者名に変換・判断して検索してくれます。この働きを自動用語マッピングと呼びます。たとえば、「がん」を表すキーワードは、cancer、tumor、carcinoma等さまざまですが、どれか1つのキーワードで検索すると、MeSH用語"neoplasms"に変換してくれます。

> **NOTE**
>
> **サブヘディングとは**
>
> メインのシソーラス用語をさらに限定するための共通用語です。治療（therapy）や診断（diagnosis）などがあり、共通性の高い主題を表現するために他のシソーラス用語と組み合わせて使用されます。すべてのサブヘディングがどのシソーラス用語とも組み合わせることができるわけではなく、シソーラス用語によってはサブヘディングを使えない場合もあります。たとえば「肺がん」に「治療」というサブヘディングは使えますが、「看護教育」に「治療」というサブヘディングは使えません。

≫ 検索結果の見方

　検索結果は、PubMedに新しく追加された順番で並び、文献のタイトル、著者名、収載された雑誌名等が表示されます。これはSummaryという表示形式で、基本的な情報のみが表示されます 図2-40 。

　必要な文献を見つけたら、タイトルをクリックすると詳細が表示されます。Abstractという表示形式で、抄録や、付与されたMeSHなどを確認することができます（Summary形式の表示では見ることができません）。また、電子ジャーナルへのリンクがあれば、アイコンが右上に表示されます。その文献の電子ジャーナルが無料公開されている場合は、全文を読むことができます。

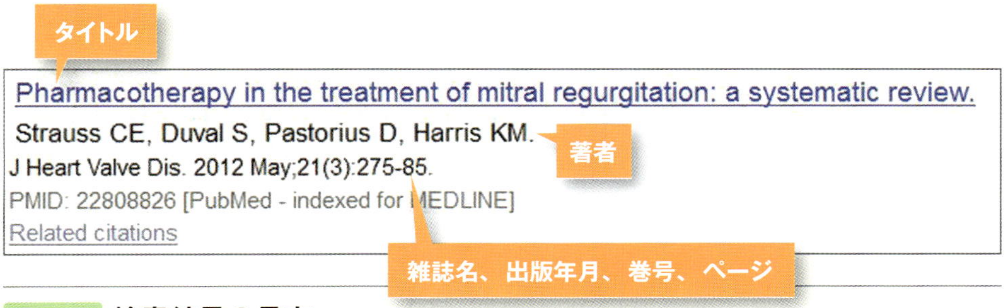

タイトル
Pharmacotherapy in the treatment of mitral regurgitation: a systematic review.
Strauss CE, Duval S, Pastorius D, Harris KM. **著者**
J Heart Valve Dis. 2012 May;21(3):275-85.
PMID: 22808826 [PubMed - indexed for MEDLINE]
Related citations

雑誌名、出版年月、巻号、ページ

図2-40 検索結果の見方

➡ 検索結果の表示形式変更

　検索結果の表示形式を変更したい場合は、検索結果の左上にある［Display Settings］❶というリンクをクリックしてみましょう 図2-41 。Display Settings のボックスが現れ、Format（表示形式）、Items per page（1 ページあたりの表示件数）、Sort by（並び順）を確認、変更することができます。たとえば Format を ［Abstract］❷として右下の ［Apply］❸をクリックしてみましょう。すべてのデータが詳細表示されます。

　このとき、各文献の左についているチェックボックスを 1 件でもチェックしていると、そのチェックした文献のみが指定した表示形式で表示されます。

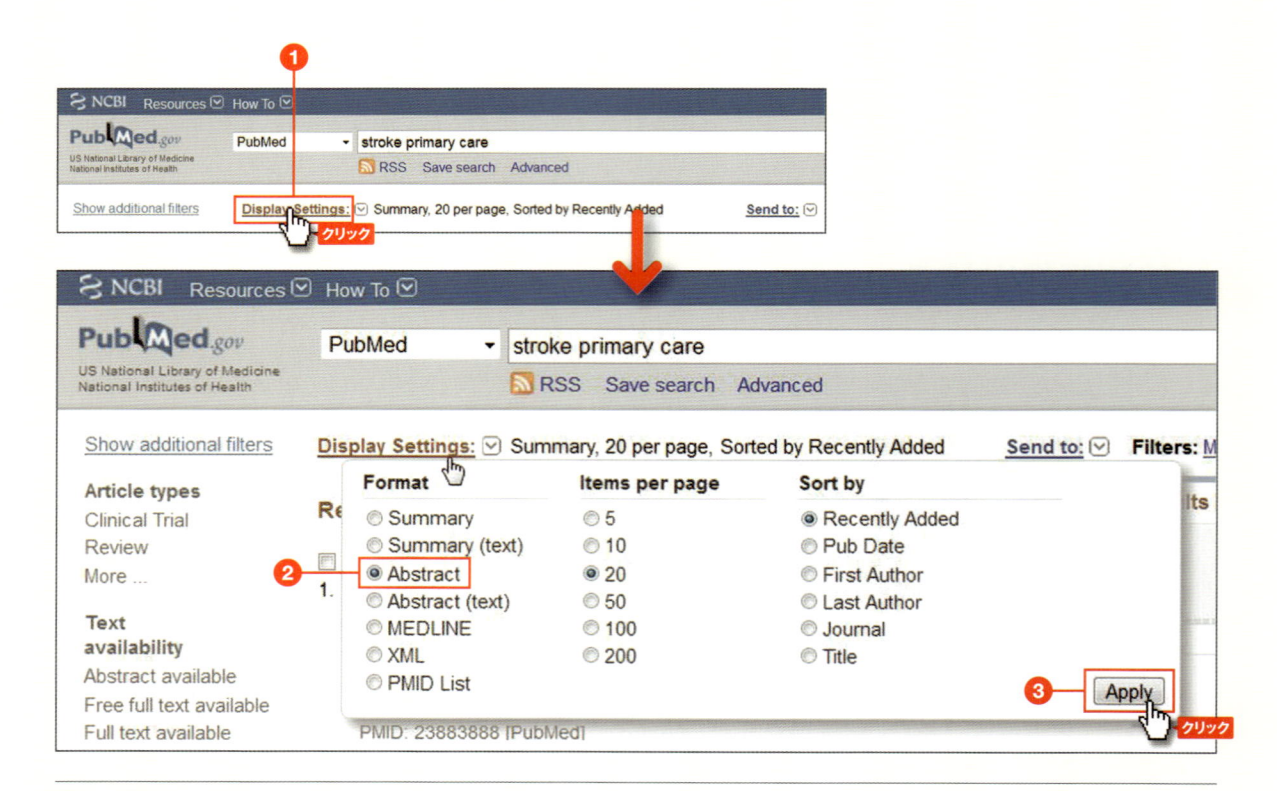

図2-41 表示形式の変更（Display Settings）

COLUMN

Search details

　検索結果画面の右下には「Search details」が表示されます。このページでは、検索者が入力したキーワードによってPubMedがどんな検索をしたか、詳しい情報がわかります。

　たとえば、「cancer」というキーワードで検索した後、「Search details」の右下に書かれている［See More...］をクリックすると 図2-42 ❶、詳しい情報の画面になります。

　cancerというキーワードが neoplasms という MeSH に変換され、neoplasms と cancer 両方のキーワードで検索されていることが見てとれます。

　もし検索結果が不十分だと感じたら、「Search details」でPubMedがどのように検索したかを確認してみましょう。

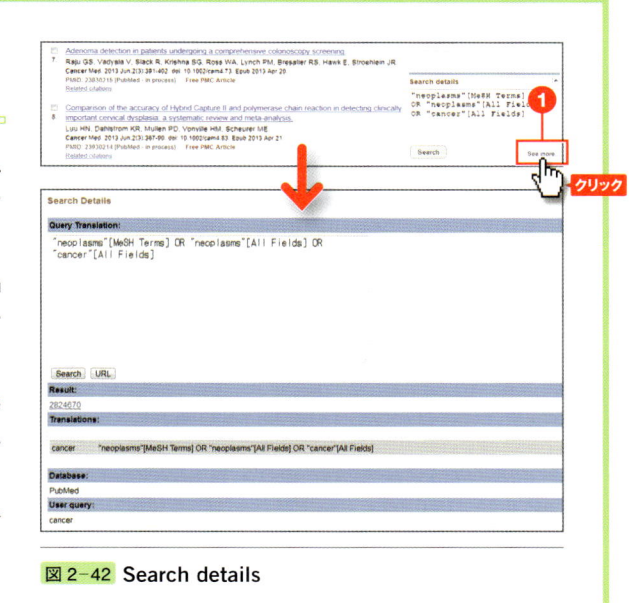

図2-42　Search details

≫ 絞り込み

　検索結果を絞り込むには、「検索キーワードを追加する」「フィルター機能を使う」といった2つの方法があります。

➡ 検索キーワードを追加する

　検索ボックスに新しいキーワードを追加して、検索結果を絞り込んでいくことが可能です。

➡ フィルター機能を使う

　検索結果の左横には「フィルター・サイドバー」があり、クリックして絞り込みを行うことができます。たとえば、上部の「Text availability」の項目の1つである[Free full text available]をクリックしてみましょう 図2-43 ❶。

　絞り込みを実施すると、クリックした項目の左にチェックマークがついて太字になり❷、検索件数の下に、何の項目で絞り込みが行われているかが表示されます❸。

ちなみに、[Free full text available] で絞りこまれた論文には、茶色い文字で [Free Article] または [Free PMC Article] と書かれています。その文字をクリックして本文へアクセスすることもできます（詳しくは後述します）。

このサイドバーには、ほかに「Publication dates（出版年月日）」「Article types（出版タイプ）」といった項目があり、絞り込みを行うことができます。

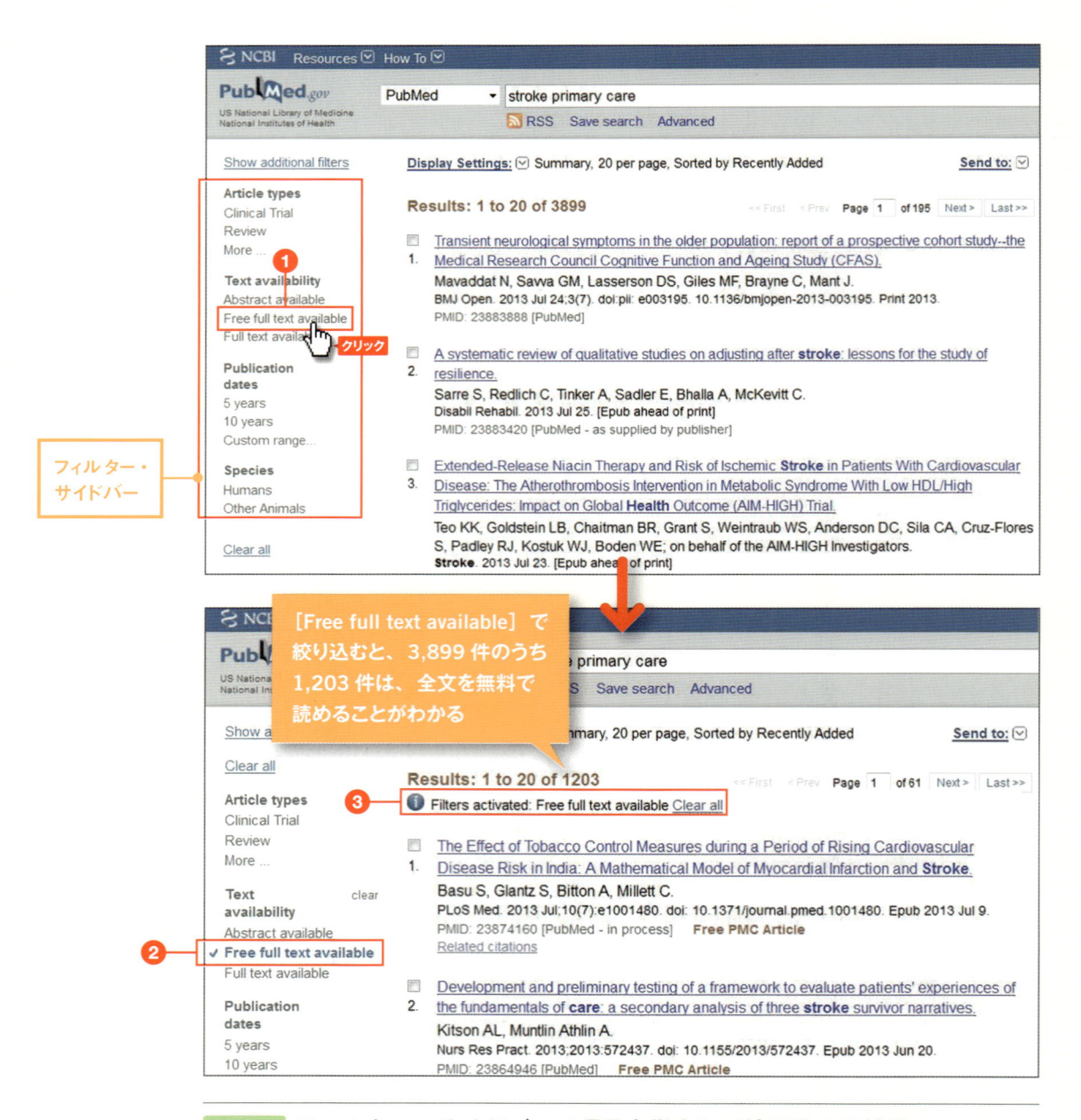

図2-43 フィルター・サイドバーで項目を指定して絞り込んだ結果

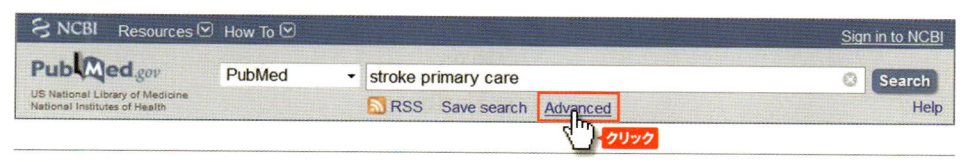

図2-44 履歴検索画面の開き方

>> 履歴検索

　既に検索した履歴を使って「AND・OR・NOT」などさまざまな検索を行うことができます。

　検索ボックスの下にある［Advanced］をクリックすると 図2-44 、履歴検索の画面へ移行します。この先の画面では、これまでに行った検索のキーワードと件数が表示され、それらを再利用して検索することができます。

>> 電子ジャーナルへのリンク

　検索結果リストを見ていくと、図2-45 のように「Free Article」❶あるいは「Free PMC Article」❷と茶色の文字で表示されている文献があります。先述したフィルター・サイドバーの項目でも紹介しましたが、これらが表示されている文献は、無料で全文まで読むことができます。

　また、PubMedの詳細な検索結果を表示したとき、電子ジャーナルへのリンクがある場合は、アイコンが表示されます 図2-46 。電子ジャーナルとは、インターネット上の雑誌で、無料と有料のものがあります。

　もし、PubMedの画面に表示されるアイコンをクリックしても本文にアクセスできなかったり、IDとパスワードを要求されたら、契約や費用の支払いが必要ということになります。その文献が必要な場合は、所属している病院や大学の図書館等に相談してコピーを取り寄せることができます。所属機関に図書館等がない場合は、卒業した大学や専門学校等の図書館に相談するとよいでしょう。

図 2-45 無料で論文にアクセスできる表示

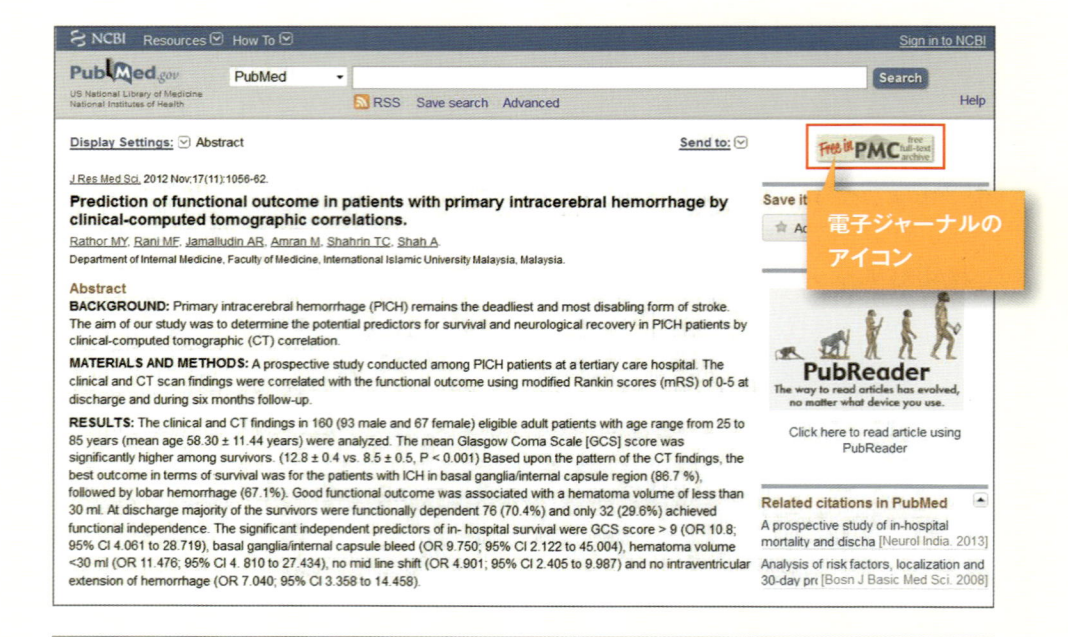

図 2-46 電子ジャーナルのアイコン表示

≫ 文献の印刷、保存、メール送付

印刷したいとき

　検索結果は、ブラウザの印刷機能を使い、1 度に 200 件まで印刷できます。そのまま印刷すると検索結果以外も一緒に印刷されてしまいます。左上の Display Settings で、Format を［Summary (text)］または［Abstract (text)］にすると、検索結果が文字（テキスト）だけで表示されるので、印刷したい場合はこの状態で印刷します 図 2-47 。

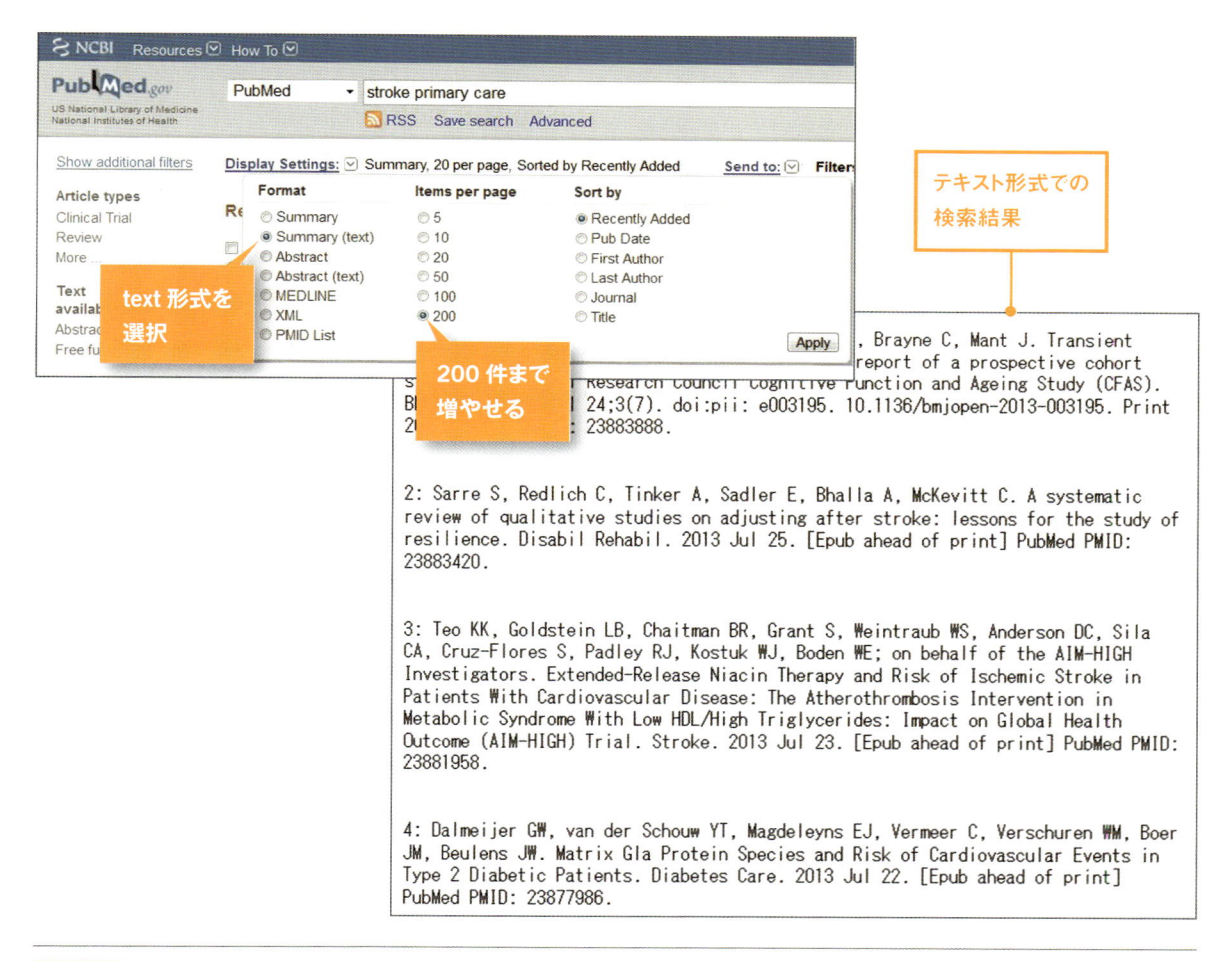

図 2-47　Display Settings による表示形式の変更

▶ 検索結果を保存したいとき

　検索結果を保存したい場合は、検索結果の右上の［Send to］をクリックします 図2-48 ❶。Choose Destination が表示されるので、［File］をチェックし❷、Format（表示形式）等を選択し❸、［Create File］（ファイル作成）をクリックして❹ 保存します。

　なお、Excel で検索結果を保存したい場合は、Format を［CSV］としてください。

▶ メールで送信したいとき

　検索結果をメールで送りたい場合は、検索結果右上の［Send to］をクリックして Choose Destination の［E-mail］を選んでください 図2-49 ❶。すると 図2-49 の画面になりますので、表示形式や並び順、送付先のメールアドレスを入力して［E-mail］をクリックしてください❷。1 度に 200 件まで送付できます。

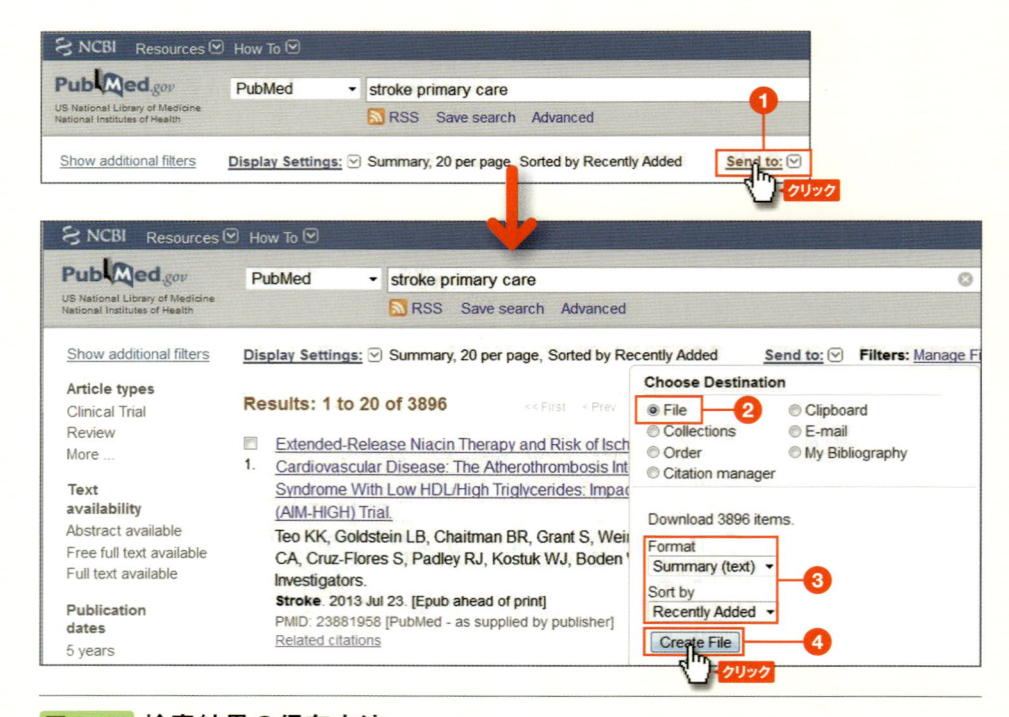

図2-48 検索結果の保存方法

2-6 » PubMed

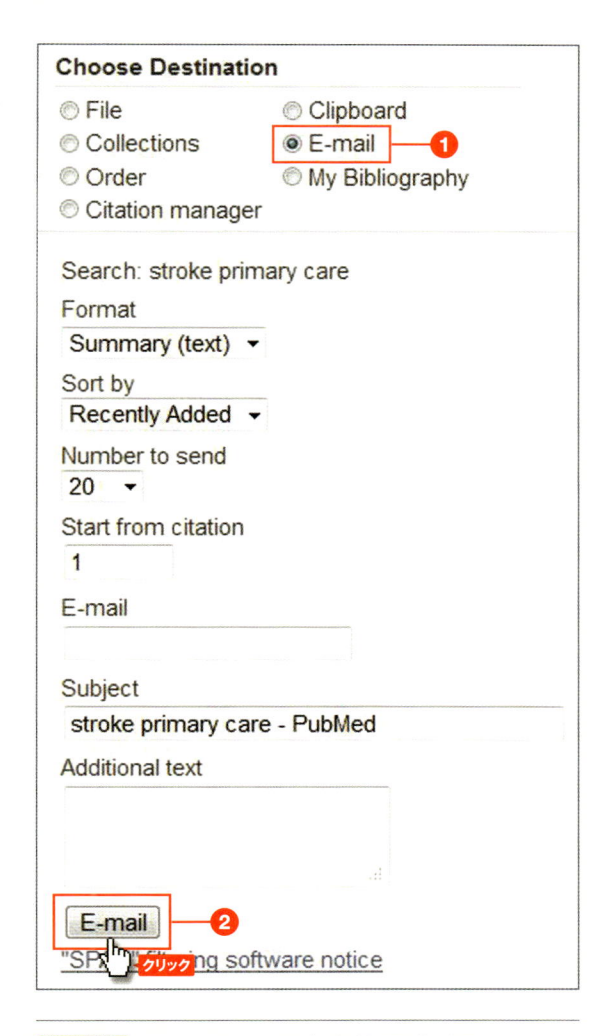

図2-49 Eメールでの検索結果送付方法

[参考文献]
阿部信一，奥出麻里（監修），岩下愛，山下ユミ：図解PubMedの使い方　第5版，日本医学図書館協会，2012.

2-7 CINAHL

≫ CINAHL とは

CINAHL は、欧米を中心に世界の看護関係の文献情報を検索できるデータベースです 表2-9 。雑誌論文だけではなく、National League for Nursing（全米看護連盟）と American Nurses Association（米国看護協会）が発行するすべての看護系雑誌

表2-9 CINAHL の概要

名称（一般的な呼び方）	Cumulative Index to Nursing and Allied Health Literature（CINAHL：シナール）
URL	http://www.ebscohost.com/academic/the-cinahl-database（CINAHLdatabase の URL※）
運営	EBSCO 社傘下の CINAHL Information Systems が制作
検索できる文献の種類	海外の看護関係の文献
料金	有料

※契約しないと利用することができません。

表2-10 CINAHL の詳細

名称	内容
CINAHL	1981 年以降に出版された 3,000 以上の学会誌・専門誌の情報を検索できる基本となるデータベースです
CINAHL with Full Text	CINHAL 収録のデータをすべてカバーし、600 誌以上の論文の本文が提供されています
CINAHL Plus	1937 年以降に出版された 4,800 以上の学会誌・専門誌の情報を検索できる、CINHAL の上位バージョンです
CINAHL Plus with Full Text	CINHAL Plus 収録のデータをすべてカバーし、1,000 誌以上の論文の本文が提供されています

CINAHL 収録前の新しい論文データを検索できる速報版の Pre- CINAHL は全種類で利用できます。

と出版物が収録されていることも特徴です。ほかにも、ヘルスケア関連の図書、看護系学位論文、測定尺度、Evidence-Based Care Sheets、クリティカルパス、教育用ソフト、視聴覚資料などが収録されています。また、看護学だけではなく、看護に関係のある健康科学領域についても探すことができ、幅広い情報を検索できます。

CINAHL には 4 つの種類があり、収録雑誌数、検索できる期間、論文の本文の有無、検索できる雑誌数等で違いがあります 表2-10 。

>> 検索してみよう

→ CINAHL への入り方

CINAHL は、EBSCO（エブスコ）社が提供しているデータベースの 1 つです。EBSCO 社のデータベース選択画面から CINAHL の左側のボックスにチェックを入れ 図2-50 ❶、[Continue] をクリックする ❷ と CINAHL の検索画面が開きます。

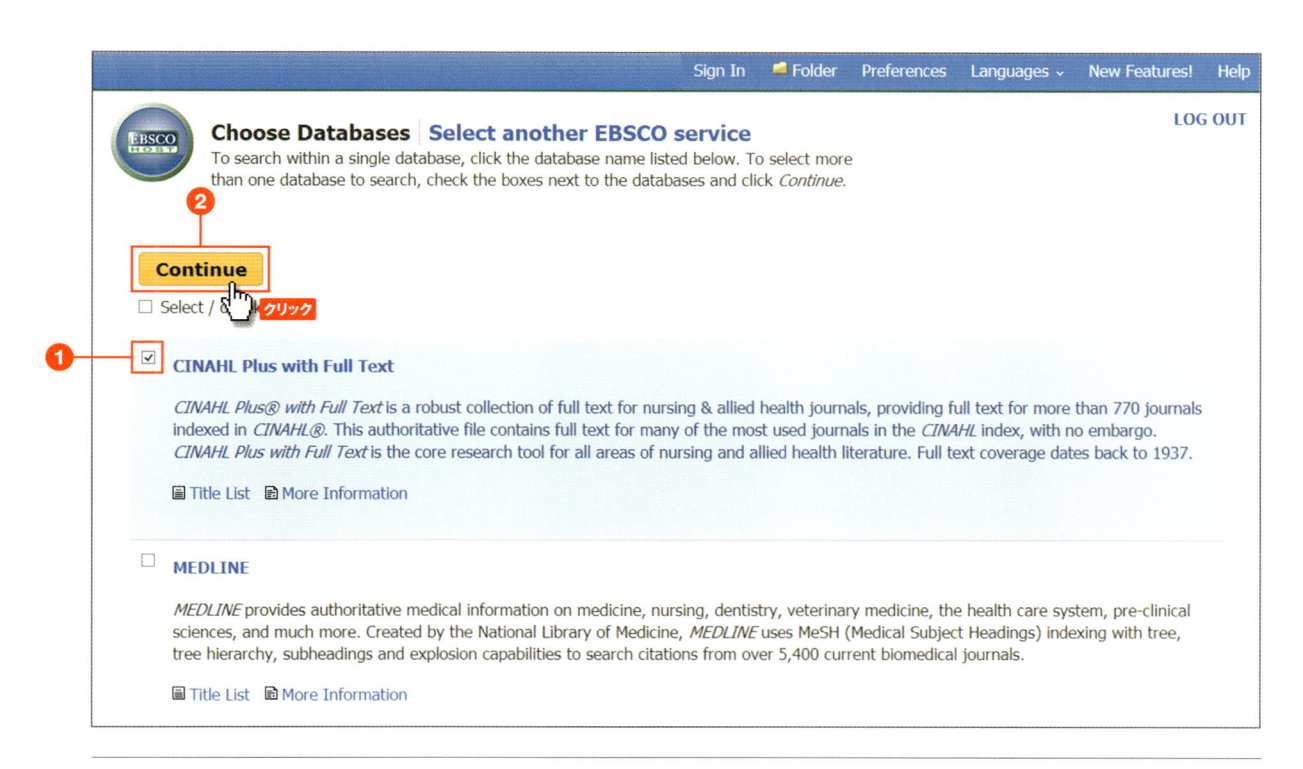

図2-50 EBSCO 社のデータベース選択画面から CINAHL を選ぶ
　　　　契約しないと利用することができません。

▶ 検索画面を日本語にしよう

　CINAHLでは、検索画面の説明を日本語に変更することができます（ただし検索結果は英語表示のみ）。画面右上の［Languages］をクリックすると❸、変更できる言語のプルダウンリストが表示されます 図2-51 。言語リストの［日本語］をクリックすると❹、自動的に表示が日本語に変わります。

▶ キーワード検索

　CINAHLはGoogleやYahooなど一般的な検索エンジンと同様に、キーワードを入力するだけで検索できます。

　たとえば、「がん看護」について検索するときは、画面左上の検索ボックスに半角アルファベットで「cancer nursing」と単語の間にスペースを入れて入力し 図2-52 ❺、［検索］をクリックすると❻、検索結果が表示されます。

　青字で表示されている検索結果の論文名をクリックすると❼、抄録を含むさらに詳しい情報が表示されます。なお、最初の検索結果に戻るときは、詳細表示された論文名左上の［結果リスト］をクリックしてください❽。

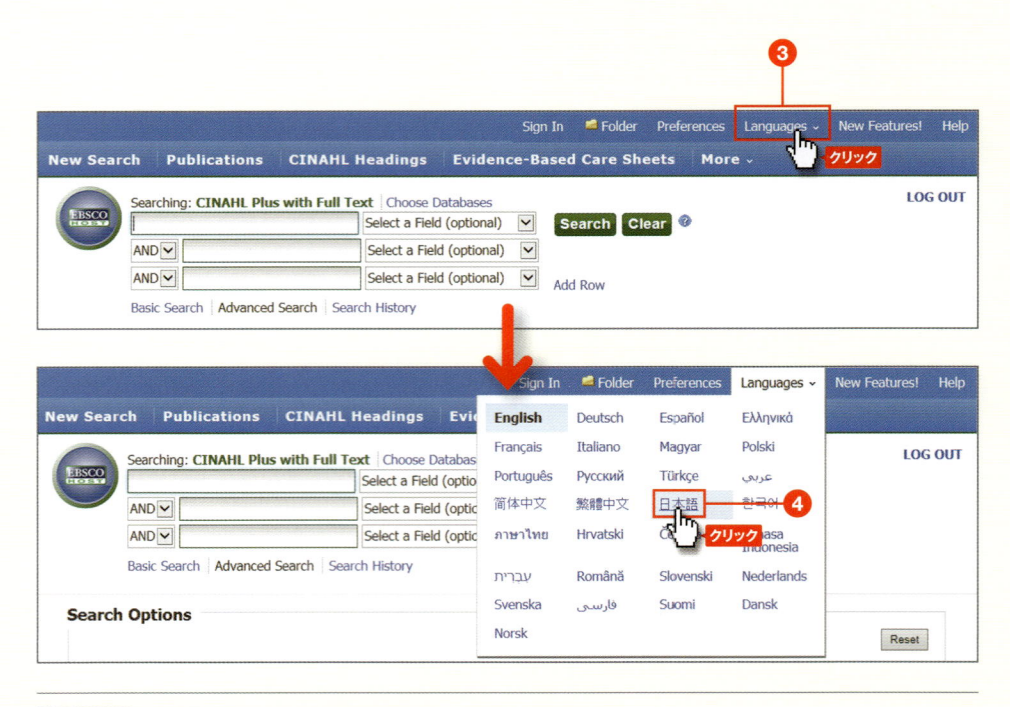

図2-51 検索画面を日本語に変更

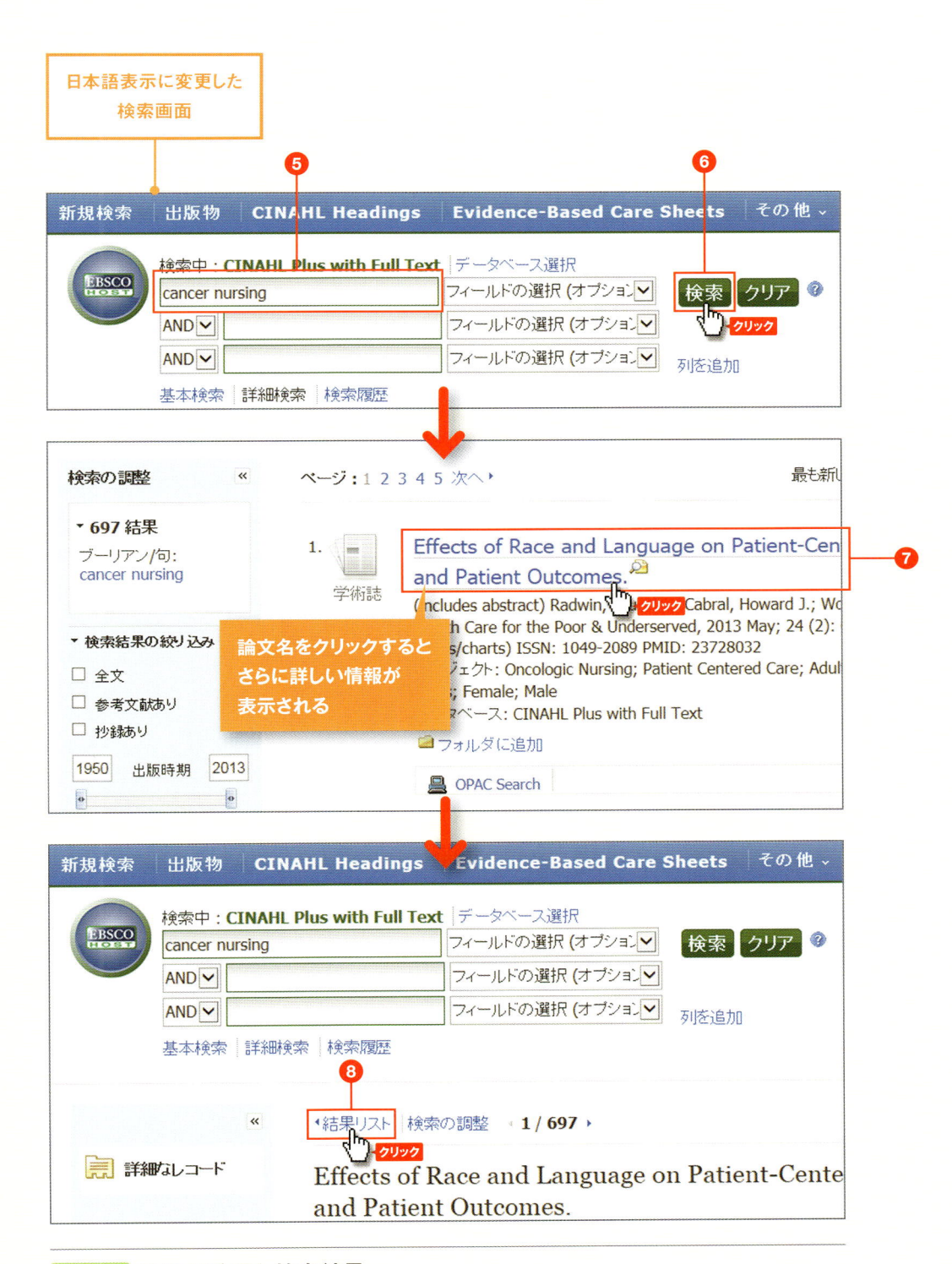

図 2-52 検索の手順と検索結果

▶ 検索履歴を使った検索方法（キーワードを組み合わせた検索）

　検索した履歴を利用すると、AND検索やOR検索を行うことができます。いくつかのキーワードを組み合わせて検索したいときに便利です。

　たとえば「がん看護」の「緩和ケア」や「疼痛管理」の文献を検索してみましょう。まずキーワードである「cancer nursing」「palliative care」「pain control」をそれぞれ検索します。次にキーワード入力欄下の［検索履歴］をクリックすると 図2-53 ❽、今まで検索したキーワードが表示されます。なお、検索ボックスに入力したキーワードが残っている場合は ❾、［クリア］をクリックしてキーワードを消します ❿。検索ボックスにキーワードが入力されていると、そのキーワードも一緒にAND検索やOR検索が行われてしまうためです。

　では、「palliative care」と「pain control」をOR検索してみましょう。キーワード左のボックスにチェックをつけ ⓫、［ORを使用して検索］をクリックすると ⓬、検索履歴の一番上にOR検索をした結果が表示されます ⓭。なお最初に検索した「cancer nursing」（チェックボックスの右、検索ID：S1）と上記のOR検索をした結果（チェックボックスの右、検索ID：S4）をAND検索すると「がん看護における（の）緩和ケアや疼痛管理」の文献を検索できます。

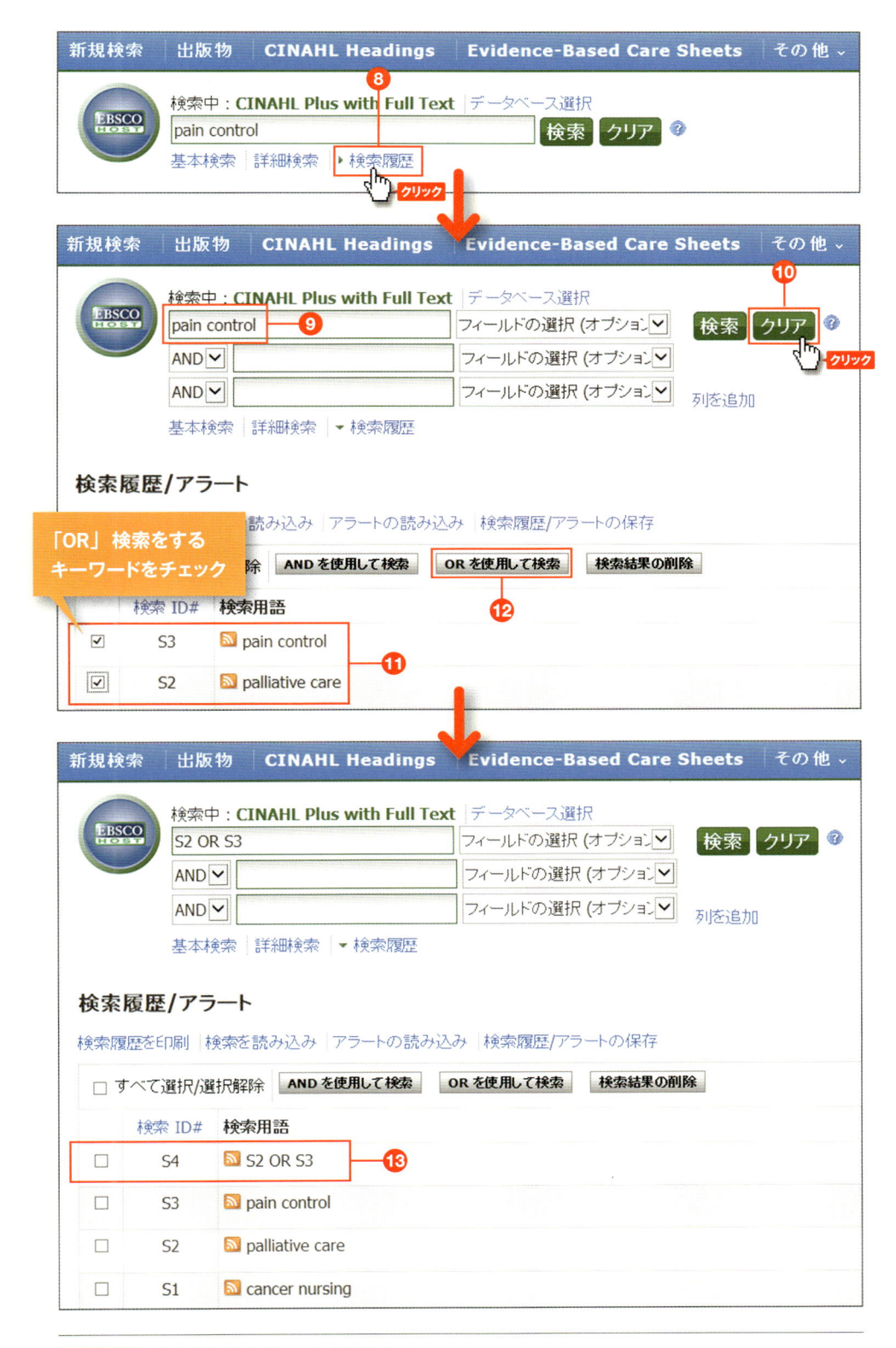

図 2-53 検索履歴を使った検索方法

▶ シソーラス用語を使った検索（CINAHL Headings）

　CINAHL でも、医中誌 Web や PubMed と同じようにシソーラス検索ができます。CINAHL では CINAHL Headings（シナール　ヘディングス）というシソーラスを用いており、これを利用することにより、PubMed のシソーラスにはない、詳細な看護の専門用語で検索を行うことができます。

　CINAHL Headings を利用するためには、まず、検索画面上部の［CINAHL Headings］をクリックし 図2-54 ❶、CINAHL Headings のページを開きます。

　次に、入力欄に検索キーワードを入力し ❷、［次で始まる用語］［次を含む用語］［関連度ランク］のオプションを選択します ❸。［次で始まる用語］はアルファベット順の"文頭一致"、［次を含む用語］は入力した語を含むシソーラス用語を、［関連度ランク］は入力した言葉に関連したシソーラス用語を、それぞれ検索します。

　キーワードを入力しオプションを選択後、［検索］をクリックすると ❹、シソーラス用語が表示されます。リストから検索したいシソーラス用語を選び左側のボックスにチェックを入れると ❺、画面右側にサブヘディング（p.71）が表示されるので、必要な場合はチェックをつけます。特に必要ない場合は［すべてのサブヘディングを含める］にチェックをつけ ❻、画面右の［検索データベース］をクリックすると ❼、検索結果が表示されます。

▶ 検索オプションを使った検索

　詳細検索の検索オプションを利用すると、看護でよく利用される尺度やクリティカルパスを検索することができます。臨床や研究などで実際に使われている心理尺度やクリティカルパスの図表が、PDF や HTML でリンクされています。これが CINAHL の特徴であり、PubMed と違う点です。

2-7 » CINAHL

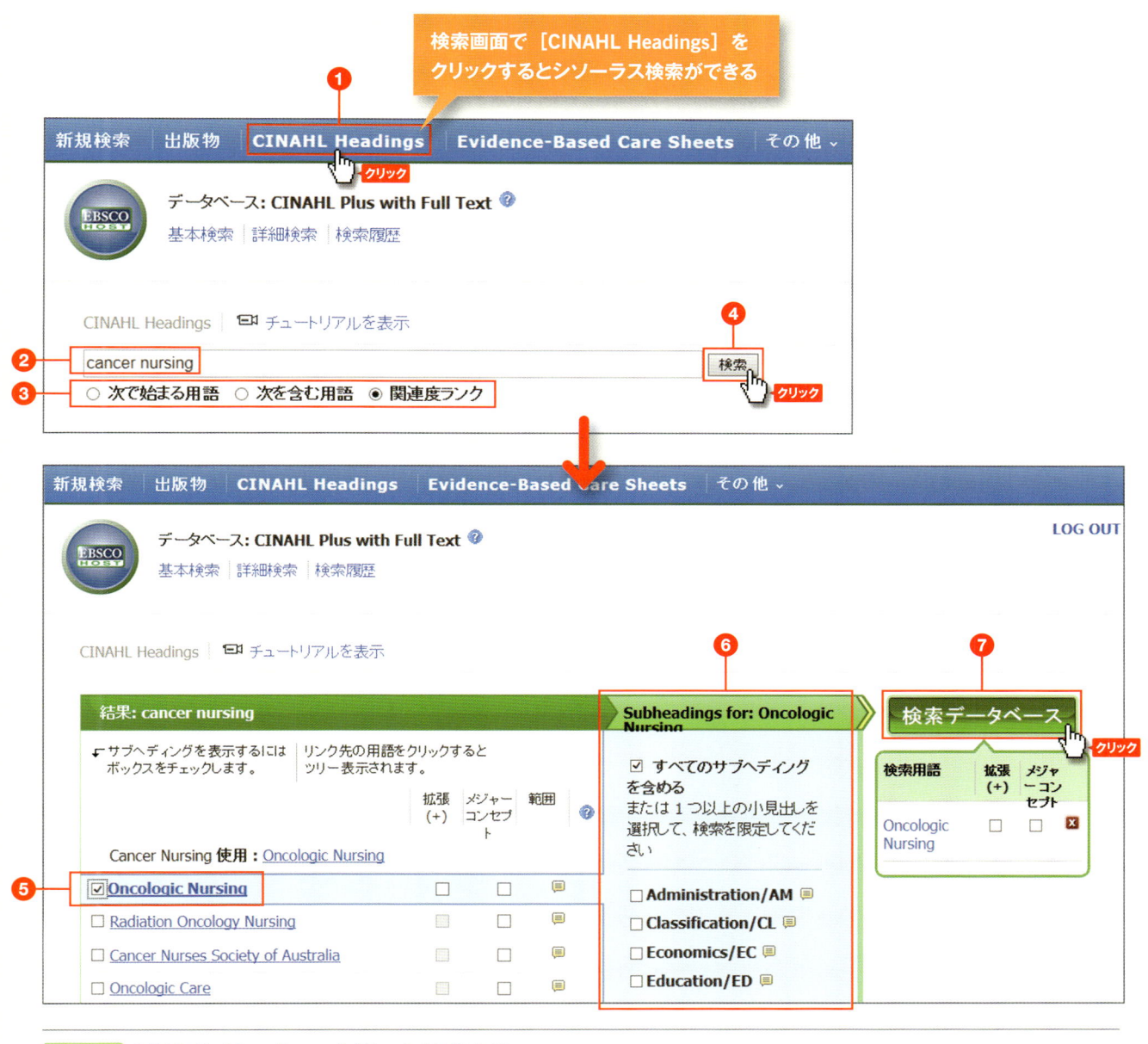

図2-54 CINAHL Headings を使った検索方法

➡尺度を検索

"疼痛尺度"を例に検索してみましょう。［詳細検索］をクリックし 図2-55 ❶、検索ボックスに「pain」と入力します ❷。検索オプションの出版物タイプから［Research Instrument］を選択し ❸、［検索］をクリックすると ❹ 結果が表示されます。［PDF 全文］をクリックすると ❺、疼痛尺度を見ることができます 図2-56。

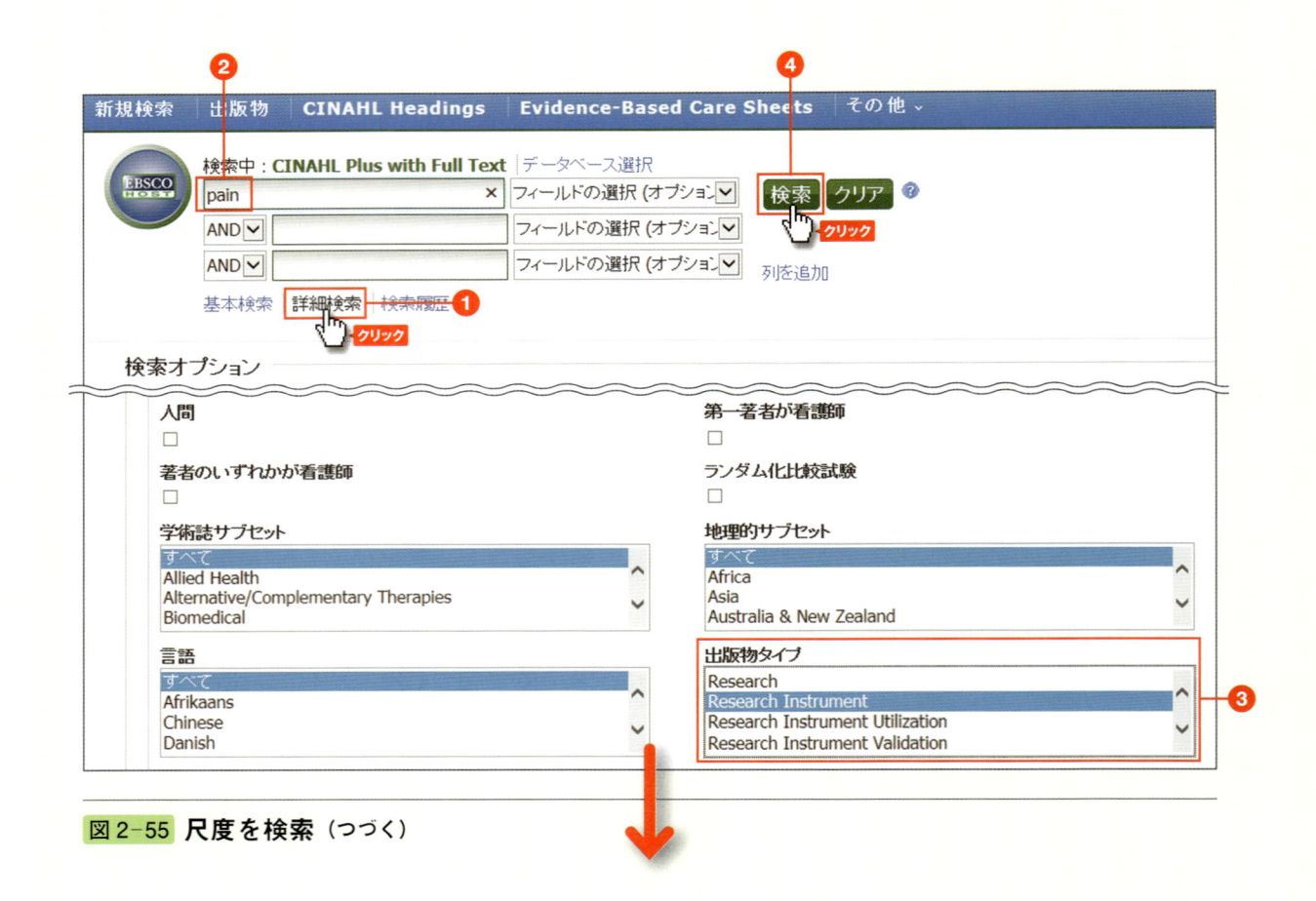

図2-55 尺度を検索（つづく）

2-7 » CINAHL

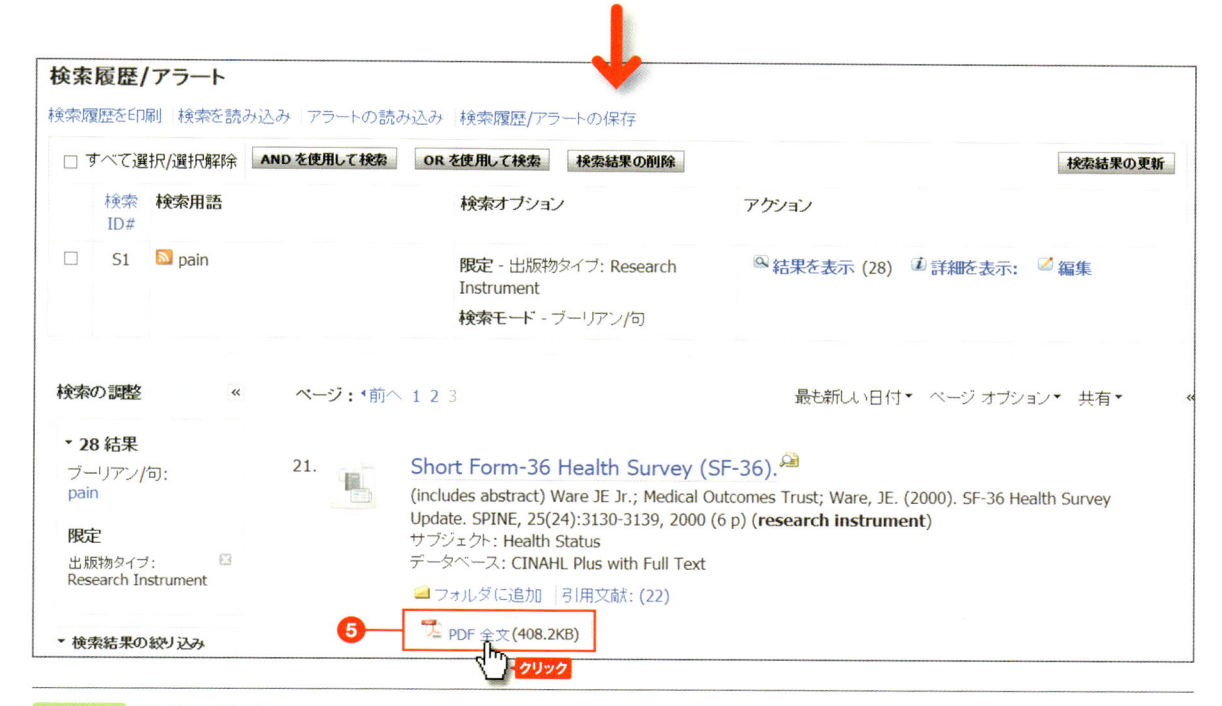

図 2-55 尺度を検索（つづき）

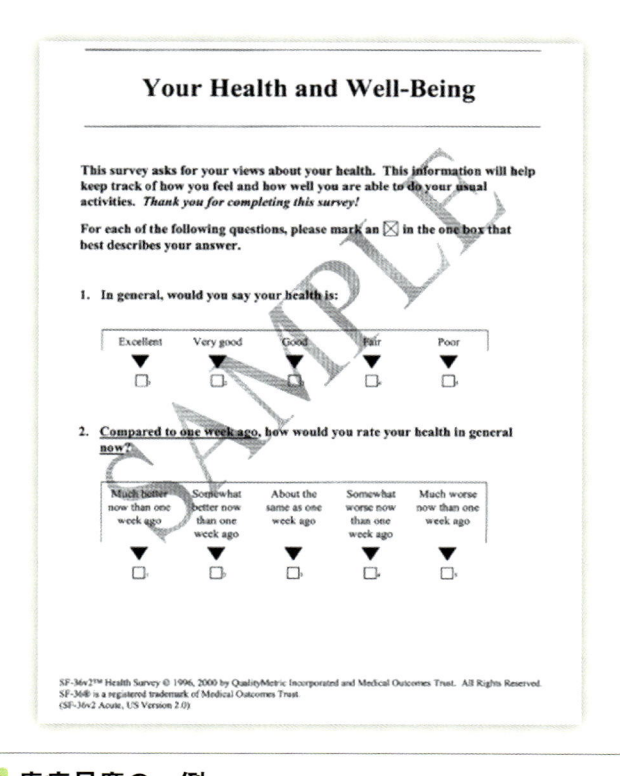

図 2-56 疼痛尺度の一例

➡ クリティカルパスを検索

"がんのクリティカルパス"を検索してみましょう。[詳細検索]をクリックし 図2-57 ❶、検索ボックスに「cancer」と入力します ❷。検索オプションの出版物タイプから[Critical Path]を選択し ❸、[検索]をクリックすると ❹ 結果が表示されます。[PDF 全文]をクリックすると ❺、クリティカルパスが掲載されている論文を見ることができます 図2-58 。

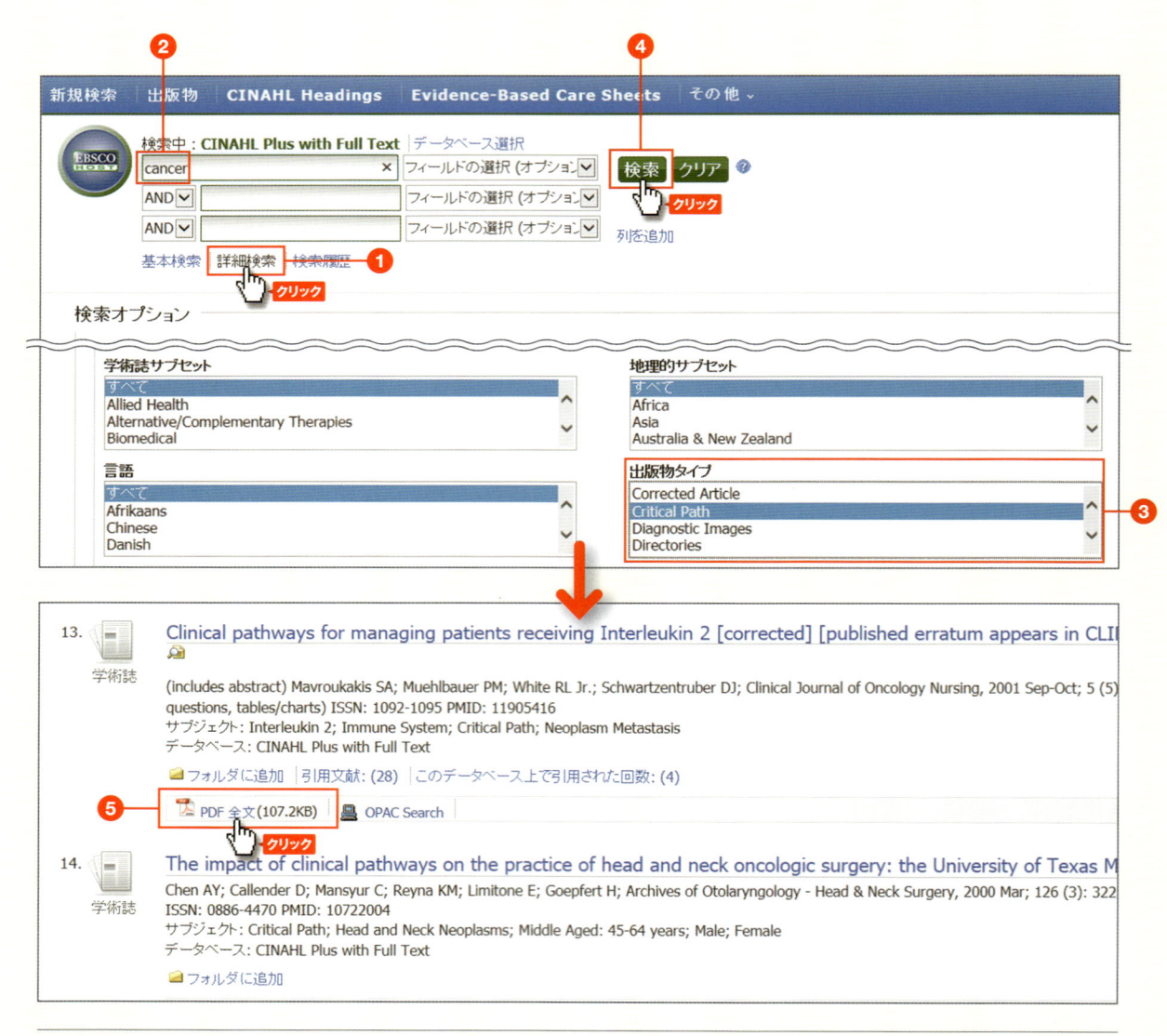

図2-57 クリティカルパスを検索

Clinical Pathways for Managing Patients Receiving Interleukin 2

Sharon A. Mavroukakis, RN, MS, Paula M. Muehlbauer, RN, MSN, OCN®, Richard L. White, Jr., FACS, MD, and Douglas J. Schwartzentruber, MD

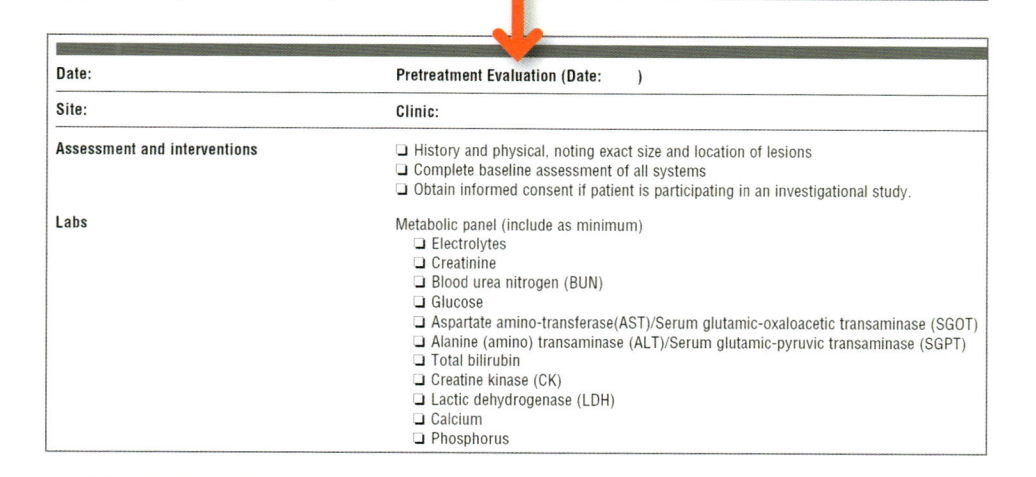

Date:	**Pretreatment Evaluation** (Date:)
Site:	Clinic:
Assessment and interventions	❏ History and physical, noting exact size and location of lesions ❏ Complete baseline assessment of all systems ❏ Obtain informed consent if patient is participating in an investigational study.

Labs	Metabolic panel (include as minimum)
	    ❏ Electrolytes
	    ❏ Creatinine
	    ❏ Blood urea nitrogen (BUN)
	    ❏ Glucose
	    ❏ Aspartate amino-transferase(AST)/Serum glutamic-oxaloacetic transaminase (SGOT)
	    ❏ Alanine (amino) transaminase (ALT)/Serum glutamic-pyruvic transaminase (SGPT)
	    ❏ Total bilirubin
	    ❏ Creatine kinase (CK)
	    ❏ Lactic dehydrogenase (LDH)
	    ❏ Calcium
	    ❏ Phosphorus

図2-58 がんのクリティカルパスの一例

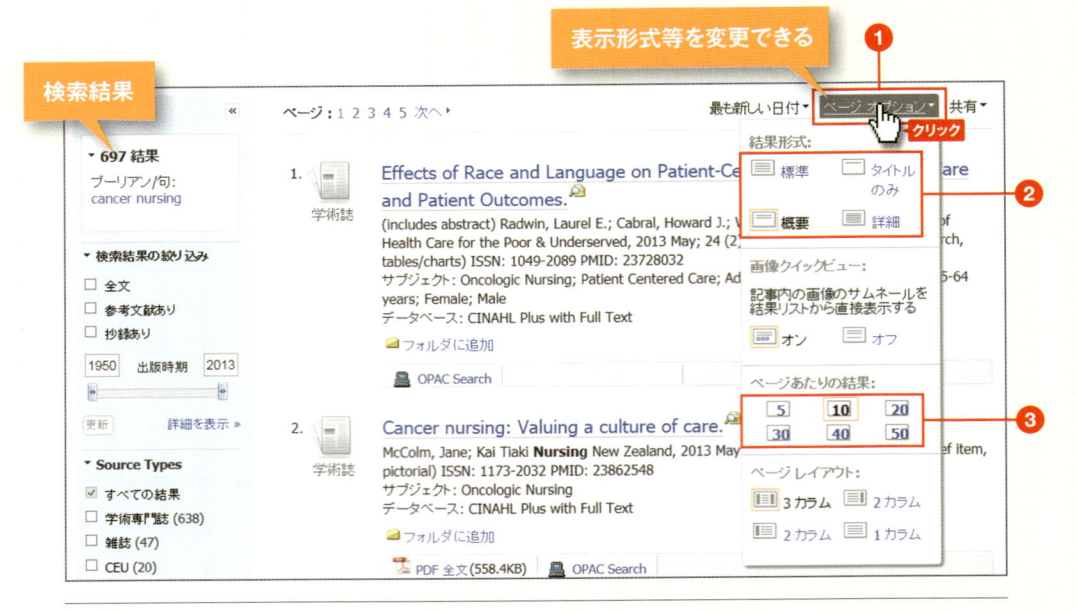

図2-59 表示形式の変更

➡検索結果の表示形式の変更

　検索結果右上の［ページオプション］をクリックすると❶、表示形式を変更できます 図2-59 。たとえば「結果形式」❷の中の［詳細］を選択すると、すべての検索結果の詳細情報が表示されます。また「ページあたりの結果」❸で表示件数を選択できるので、検索結果数に合わせて変更するとよいでしょう。

➡検索結果の印刷と保存

　自分に必要な論文データや詳細情報表示などを「検索結果」から印刷、保存したりすることができます。

　印刷、保存したい論文の［フォルダに追加］をクリックして選択すると 図2-60 ❶、画面右に「フォルダ内にアイテムがあります」という小窓が開き、選択した論文名リストが表示されます❷。小窓内の［フォルダビュー］❸または画面右上の［フォルダ］❹をクリックすると、「フォルダの内容」画面に切り替わります。この画面で印刷や保存ができます。

➡印刷の場合

　印刷をする前に、印刷するデータを選びます。すべて印刷する場合は［すべて選択／選択解除］にチェックを入れ❺、必要なデータだけを印刷する場合は論文名

2-7 » CINAHL

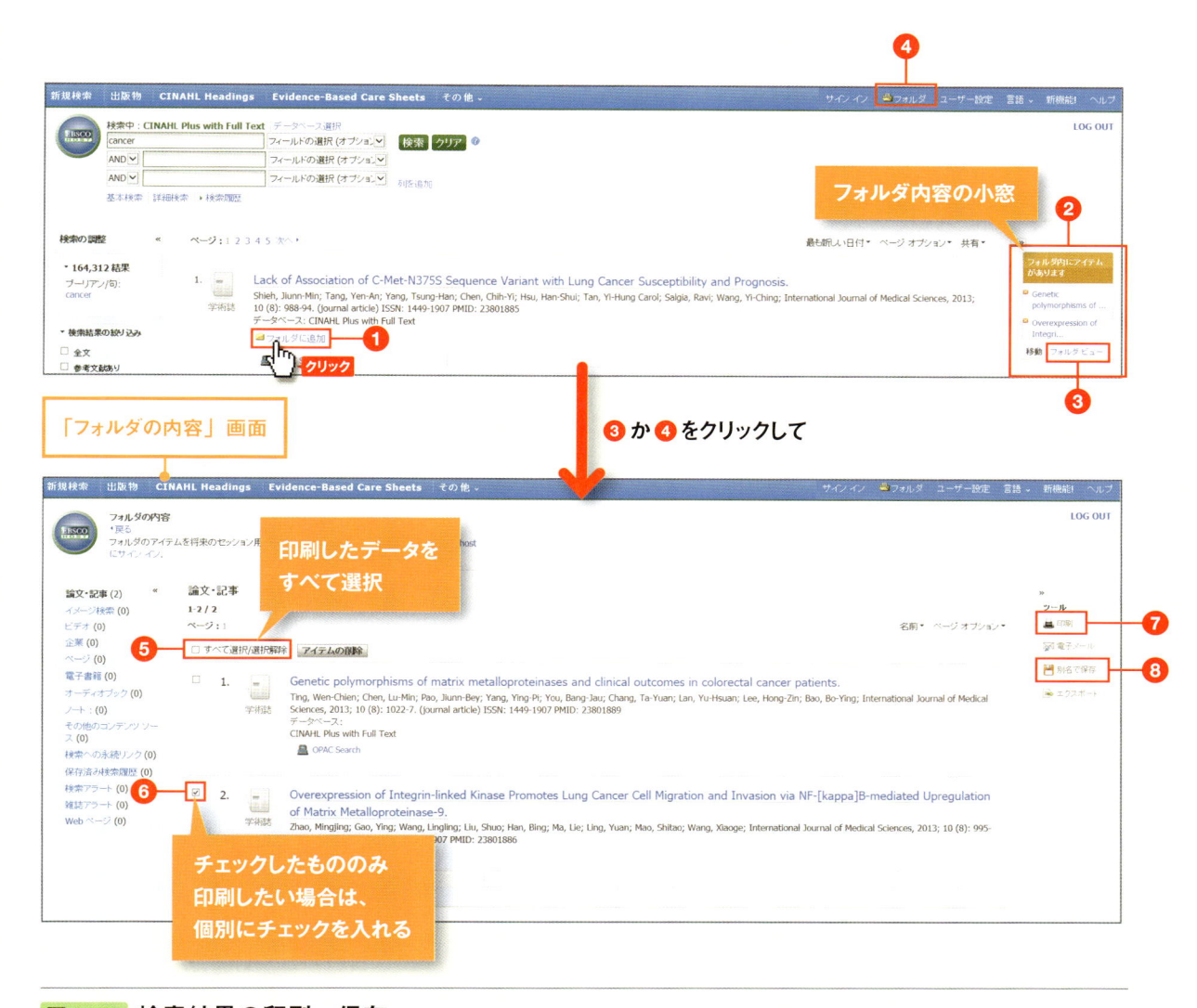

図 2-60 検索結果の印刷・保存

の左側のチェックボックスにチェックをつけます❻。画面右の［印刷］をクリックして❼、印刷マネジャー画面が開いたら、［印刷］をクリックしましょう。

▶データ保存の場合

データを保存する場合は「フォルダの内容」画面内で［別名で保存］をクリックし❽、保存マネジャー画面で［保存］をクリックします。Internet Explorer で保存をする場合は、ブラウザの「ファイル」から［名前を付けて保存］を選び、ファイル名を付けて保存できます。

COLUMN

➕ データベースで検索した雑誌を探してみよう

　本や雑誌の参考文献に載っている論文、あるいはデータベース（p.8）で検索した雑誌論文を読みたいときに、図書館でスムーズに探すことができますか？

　また、書店や図書館の雑誌コーナーで関心のあるテーマを目にしても、時間が経つと、憶えていたはずの雑誌の表紙が見あたらないという経験はないでしょうか。

　雑誌論文（特に過去の年代のもの）を探しづらい理由は、図書館では、時間を経過するにつれて、雑誌が見た目や場所を変えて保存されるからです。どのように変わるのでしょう？一緒にたどってみましょう。

雑誌の見た目の変化

　図2-61-a は雑誌の表紙です。刊行されてからある程度の期間は表紙が見えるように置かれていることが多いと思います。その後、図書館では、通常1～2年分を 図2-61-b のように立てかけて、あるいは最新号を順次上に重ねて並べられます。表紙のデザインが目につかず、背表紙しか見えなくなっただけで、印象は変わってしまいます。さらに図書館では、雑誌をそのままの状態で保存することはほとんどありません。発行されたままの状態で置いてあるうちに、破損したり、行方不明になって欠号になることがないように、本の形にまとめて（製本雑誌）保存します 図2-61-c 。そして、最終的に 図2-61-d のように書架に並びます。この中から読みたい論文を探すためには、雑誌の巻・号を理解することが必要です。

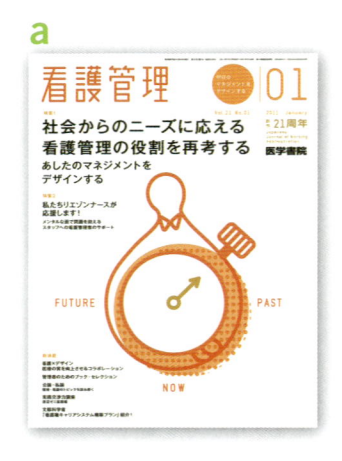

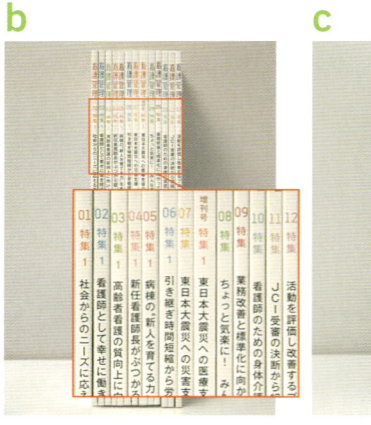

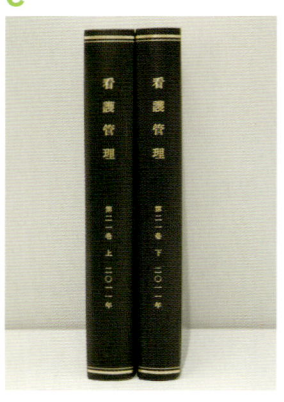

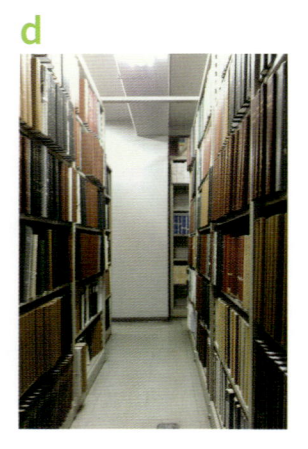

図2-61 新刊雑誌が製本されて書架に並ぶまで

雑誌の巻・号について

「最新看護索引 Web」(p.56)で検索した、表 2-11 の論文を入手する場合を考えましょう。『看護管理』という雑誌の 22 巻 8 号、発行年月は 2012 年 7 月とあり、号数と発行月が異なっています。この場合、8 号と 7 月号のどちらを探せばよいでしょうか？

雑誌の発行頻度は、季刊・月刊など、それぞれ異なり、年に 1 冊しか出ないものもあれば、月に数冊出るものもあります。「○月号」という発行された月の表示を目安に探すと、たとえば、7 月に通常号と増刊号の 2 冊発行された場合は、どちらの 7 月号なのかが判別できません。雑誌は、「○月号」ではなく、「○号」と表記されている号数をもとに探しましょう 図 2-62。

表 2-11 の例であれば、『看護管理』2012 年 22 巻の 8 冊目＝ 8 号を探すのが正解です。

表 2-11 探したい論文の書誌事項

【標題；副標題】	認知行動療法を取り入れると、積極的な看護に変わります。
【特集；副特集】	役立ちます！ 認知行動療法；セルフケアにも患者ケアにも
【著者】	岡田佳詠
【雑誌名】	看護管理
【巻（号）】	22（8）
【ページ】	p698-704
【発行年月】	2012.7

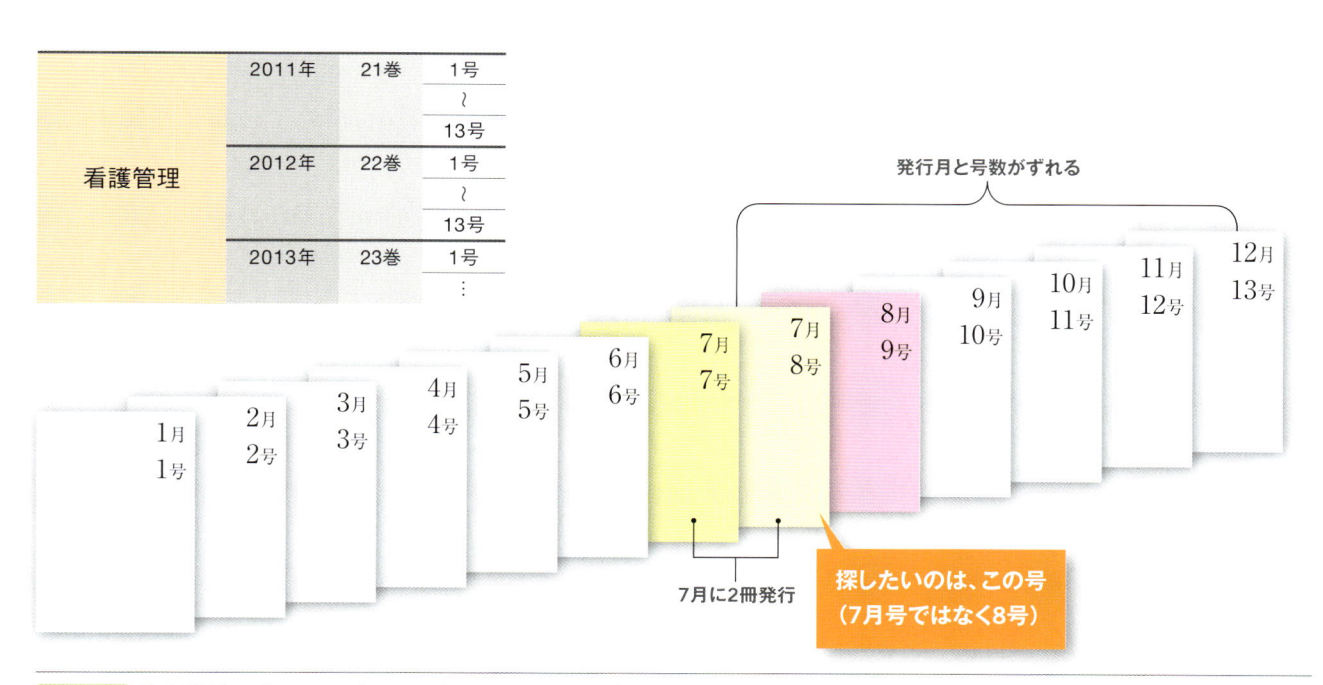

図 2-62 『看護管理』2012 年 22 巻の 8 号は、どれ？

第 **3** 章

看護に役立つデータベースと
Web サイト

no_01
メルクマニュアル医学百科（家庭版）

http://www.merckmanuals.jp/home/index.html

> **NOTE**
>
> **メルクマニュアル**
> オンライン版は、Merck & Co., Inc., Whitehouse Station, N.J., U.S.A.（日本では日本法人のMSD株式会社）が非営利目的のサービスとして無償で提供しています。

　メルクマニュアル医学百科（家庭版）は、世界中の医師に多く利用され信頼されている医学書の1つである『メルクマニュアル』を、医療関係者以外の人々にもわかりやすく書きおろし、Web上で無料公開している医学百科です。約300人の専門家によって、多くの病名が網羅され、詳細な疾患の概説や診断・治療方法が記載されています。また、人体解剖図や遺伝子、病気の予防、終末期や老化などに加えて、健康問題のほとんどを取りあげており、何か調べごとの導入時に、まず最新の医療情報を確認するときに使うと便利です。内容は医学の進歩を反映した質の高い医学情報が盛り込まれており、タイトルに「家庭版」とついていますが、看護職や医師にも十分に参考となる内容です。なお、このサイトは英語版を翻訳したものであるため、診断・治療方法、医薬品名など日本の事情と異なる箇所があるので注意が必要です。

　「メルクマニュアル18版」（医療関係者向け）に関しては、次頁のCOLUMNで説明します。

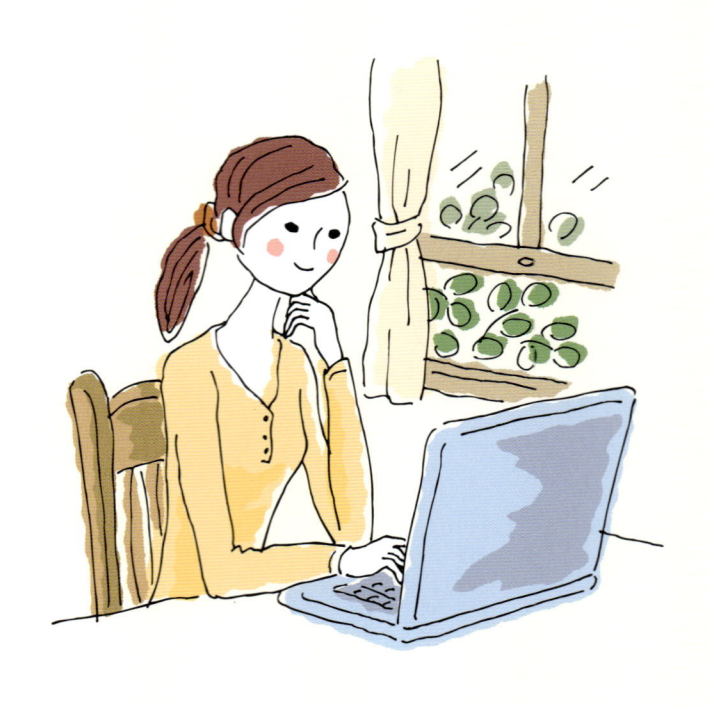

COLUMN

メルクマニュアル 18 版

メルクマニュアル 18 版（医療関係者向け）は、米国で出版された原書（英語版）をそのまま翻訳したものです。図表や解剖図などが家庭版と比べて少なく、専門家向けに疾患の病理学や、診断・治療法が中心に述べられています。セクションは米国の疾病分類に基づいているので、疾患の記載場所が日本の診療科目とやや違っています。

大腿骨頸部骨折を例にとると、家庭版では詳細な説明があり、リハビリテーションの項目など数か所にリンクしているのに比べ、医療関係者向けでは「股関節の骨折」の項目はなく「骨折」の一部に説明があり、リハビリテーションなどへのリンクもありません 図3-1 。たとえば 図3-3 の「正しい杖の高さ」を見るには、別のセクション［特定な諸分野］→［リハビリテーション］章→［治療器具および支援器具］（トピック）へとたどります。図も家庭版より簡単な説明です。

なお、数値データなどは家庭版も医療関係者向けも大差ありません。

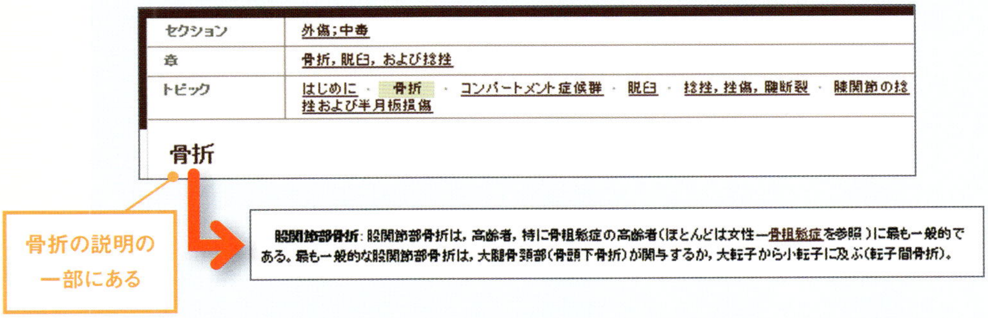

> 骨折の説明の一部にある

図3-1 メルクマニュアル 18 版の画面

NOTE

メルクマニュアル 18 版の URL

http://merckmanual.jp/
mmpej/index.html

▶実際に検索してみよう

　メルクマニュアルで調べる際は、元の形態が本であることを念頭におき、本の目次を開いて探すように検索することがポイントです。目次の役目を示す「セクション」もしくは五十音順の「索引」から検索するのがおすすめです。なお、キーワード検索については、下記のCOLUMNで確認してください。

　たとえば「大腿骨頸部骨折」について調べたいとき、セクションの中から［外傷と中毒］をクリックし 図3-3 ❶、［股関節の骨折］を選びます ❷。

COLUMN

キーワード検索のポイント

　調べたいキーワードを検索ボックス（OR欄）に入力して検索すると、本文中にある用語をすべて検索するのでヒット件数が膨大になり、求める情報をかえって見つけにくくなることがあります。たとえば、家庭版で「乳癌」をキーワード検索すると50件ヒットし、医療関係者向けでは34件ヒットします。

　また、医療関係者向けで「乳がん」と入力すると500件もヒットします。その内容を見ると、肩や首の痛み（原因）や、網膜癌（乳癌からの転移が多い）の項目中にある乳癌も検索していることがわかります。さらに、ヒット件数が膨大になるのは、医療関係者版のキーワードによっては1文字ずつ検索されることによります。たとえば、「乳がん」では【乳】【が】【ん】 図3-2 、「骨粗鬆症」では【骨】【粗】【鬆】【症】と1文字ずつ検索されるのです。この場合、検索用語の前後を＂　＂（ダブルクオーテーション）で囲むと用語そのものを検索できます。

　なお、家庭版では入力用語に自動的に＂　＂がつくので1文字ずつ検索されることはありませんが、やはり検索結果は膨大になり、目的の情報を短時間で探すのには不便です。

> 医療関係者版の検索ボックスに「乳がん」と入力すると【乳】【が】【ん】と1字ずつ検索される

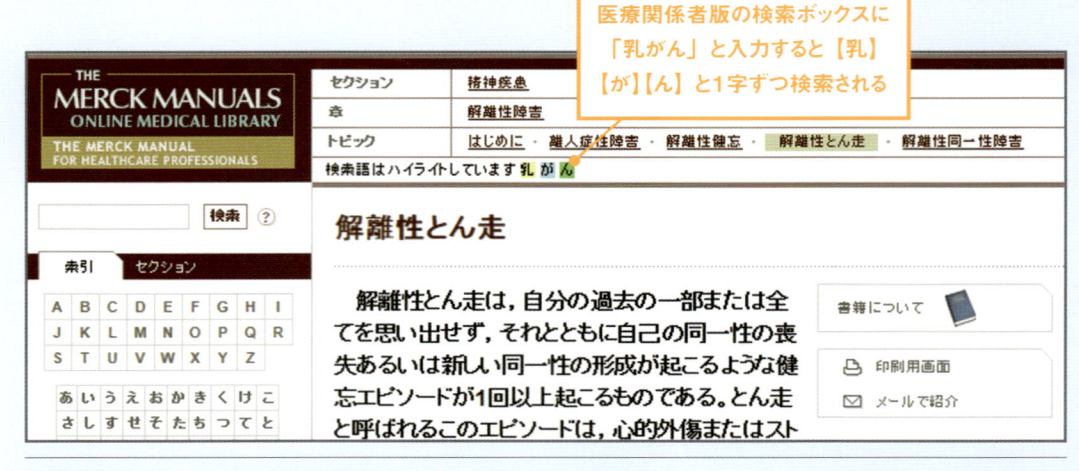

図3-2 メルクマニュアル（医療関係者向け）のキーワード検索

01 » メルクマニュアル医学百科（家庭版）

　このように、Web版独自のリンク機能が充実し、家庭版ではあらゆる説明に図表が多く使用され、患者への説明にも役立ちます。また、Web版には、新しい写真や動画（一部英語）が追加収録されています。

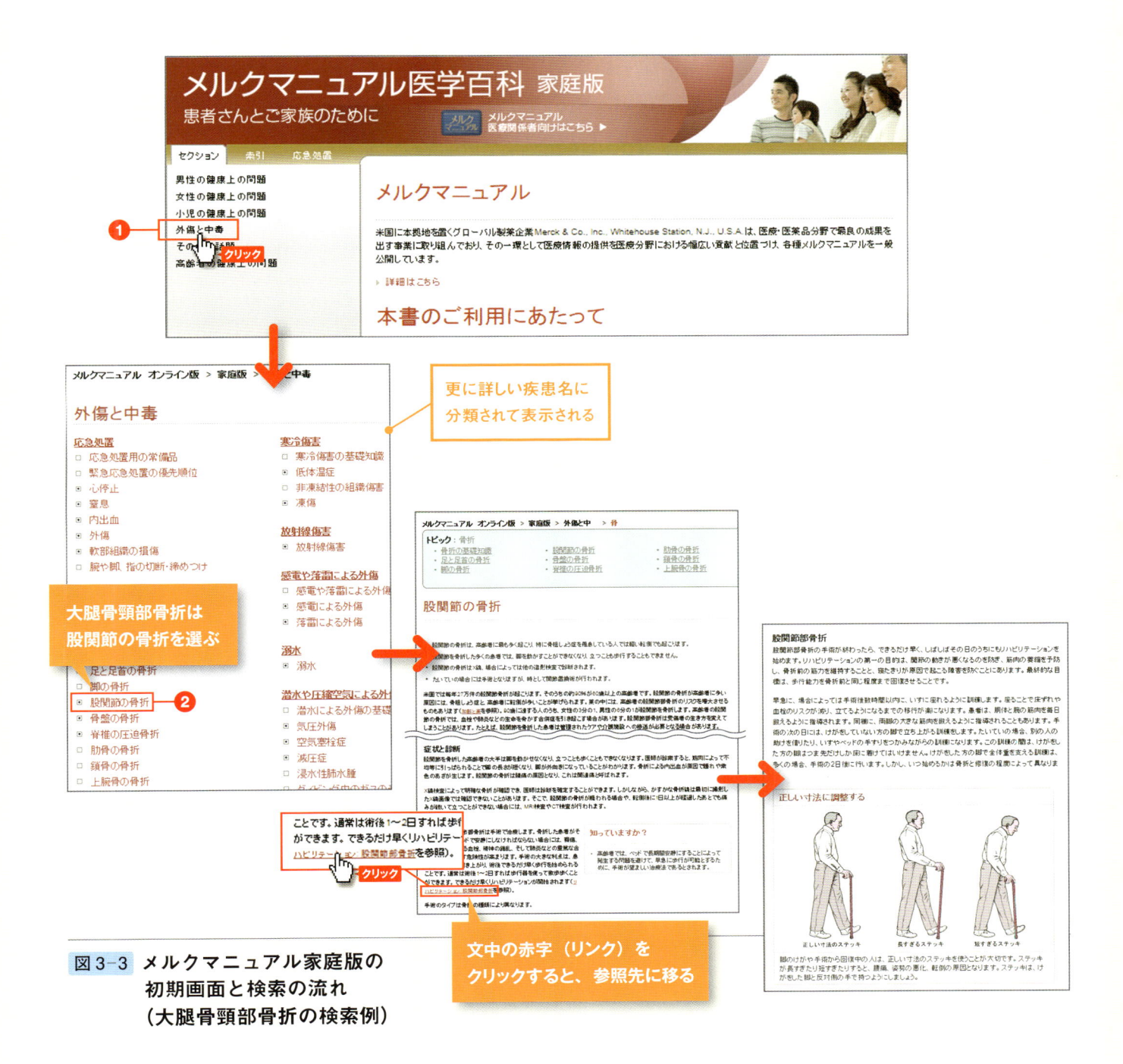

図3-3　メルクマニュアル家庭版の初期画面と検索の流れ（大腿骨頸部骨折の検索例）

看護師のためのWeb検索・文献検索入門　101

no_02
国立がん研究センター

http://www.ncc.go.jp/jp/

　"がん"に関するあらゆる情報が掲載されているサイトです。国立がん研究センターがん対策情報センターが提供する「がん情報サービス」では、各種がんの解説やがん用語の説明、また診断や治療方法、さらに予防と検診にいたるまで、"がん"の最新情報が網羅されています。日本における"がん"のガイドライン（Minds、p.112）はもちろん、Mindsに載っていない"がん"についても、[医療関係者の方へ] 図3-4 ❶ の項目［各種がんのエビデンスデータベース］から、最新の情報を得ることができます。

　［一般の方へ］❷ の項目には、患者や家族への心のケア、"がん"に関する統計、病院の紹介などが掲載され、患者への説明や対応に利用できます。

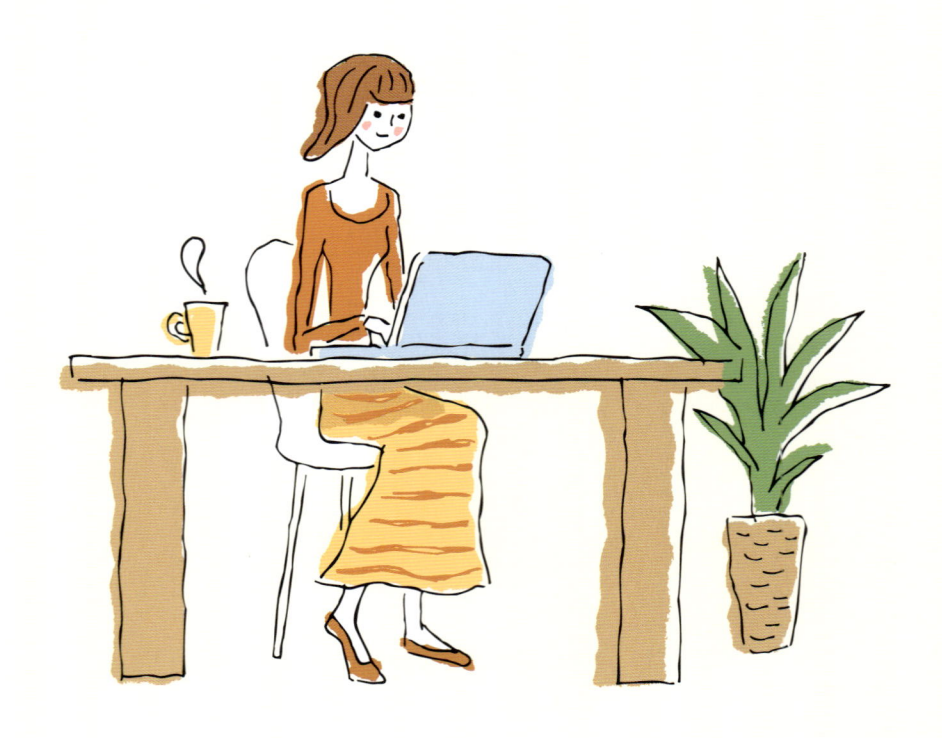

▶ 国立がん研究センターのトップページ

▶ がん情報サービス

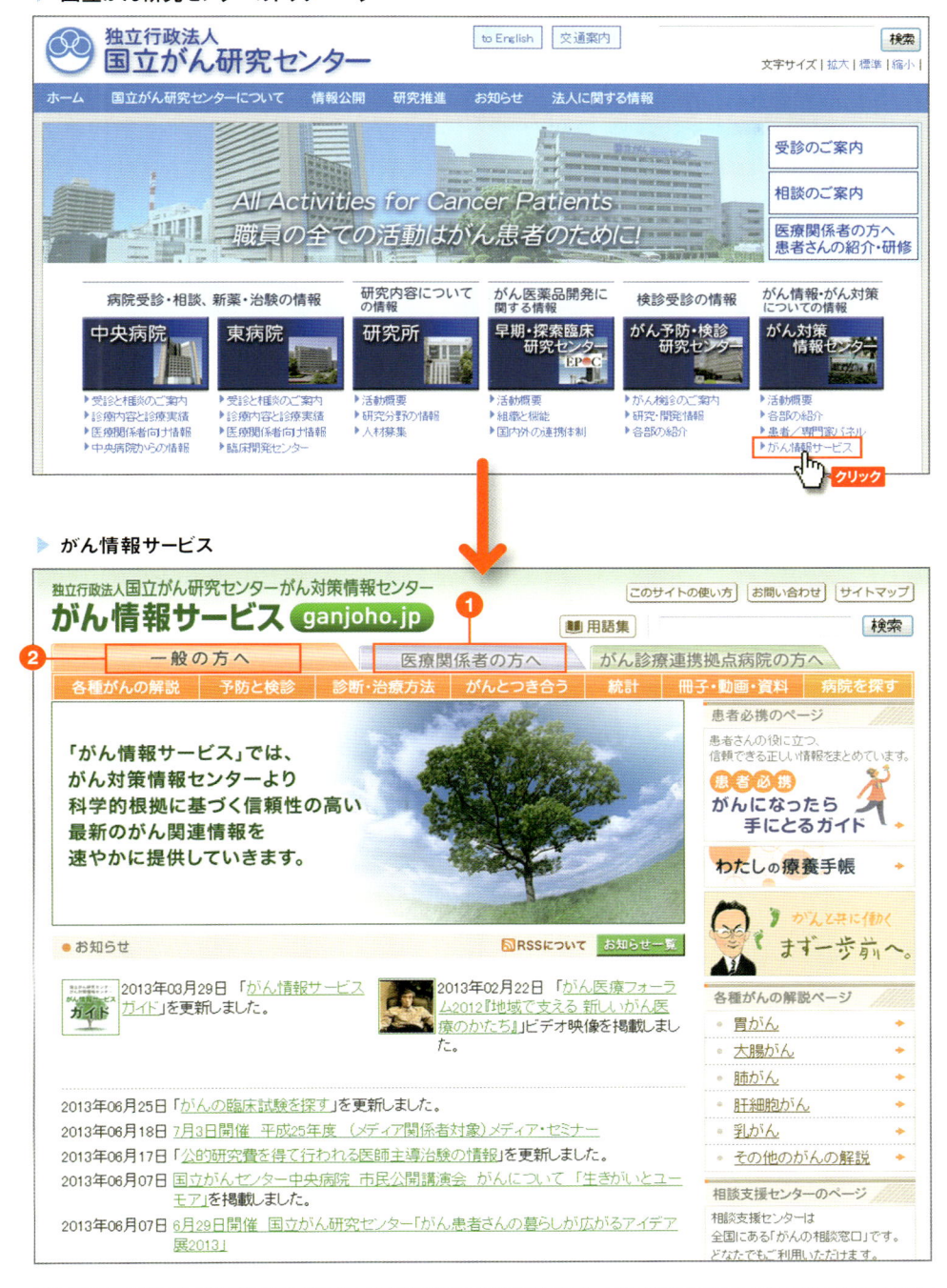

図3-4 国立がん研究センターのホームページから
「がん情報サービス」への入り方（2013年6月25日現在）

▶実際に検索してみよう！

看護師におすすめの項目「がんとつき合う」

　特に看護師や看護学生におすすめしたい項目が［がんとつき合う］です 図3-5 ❸。なかでも［さまざまな症状への対応］の項目には、病棟や外来などで治療中の患者へのケアに役立つ内容が収載されています。

　たとえば「がんの化学療法時の副作用」を調べる場合、吐き気や脱毛などについては、一般的な書籍にもさまざまな対策方法が書かれています。しかしこの項目では、専門書籍や雑誌論文に掲載されている口内炎・味覚異常・浮腫・倦怠感・皮膚の乾燥・しびれなど、日常の業務において看護師が頻繁に遭遇する患者のさまざまな症状への対応方法もていねいに説明されています。

　この項目は、"がんに限らず"あらゆる疾患の場合でも参考になり、また、患者や家族への精神的ケアや公的生活支援制度にいたるまで多岐にわたって書かれているので便利です。たとえば、［食生活とがん］は患者の食生活にアドバイスする際に有用ですし、［がんとつき合う］と並ぶ［予防と検診］や［統計］などの項目も役に立ちます。

経験豊富な看護師におすすめの項目「各種がんのエビデンスデータベース」

　専門看護師や認定看護師などの経験豊富な方々におすすめの項目が、［各種がんのエビデンスデータベース］です。この項目では、科学的根拠に基づく医療（evidence-based medicine：EBM）の手法を用いて作成された、米国国立がん研究所（NCI）配信のがん情報 PDQ® [注1] 日本語版ガイドライン、あるいはそれに準じた手法で作成されたガイドラインや資料がデータベースとなっており、あらゆる"がん"に関する情報を得ることができます。

　詳細な"がん"のエビデンス情報を得られることも特徴の1つです。たとえばMindsでは「大腸がん」という分類までですが、このエビデンスデータベースでは、［大腸がん］の内容がさらに細かく、「結腸がん」「直腸がん」などの部位に分かれています。また［小腸がん］などの項目も別にあり、詳細な情報を得ることができます。また、［欧米と日本の相違点］などの項目も有用です。

注1）PDQ®（Physician Data Query）日本語版 Web サイト　http://cancerinfo.tri-kobe.org/index.html

02 » 国立がん研究センター

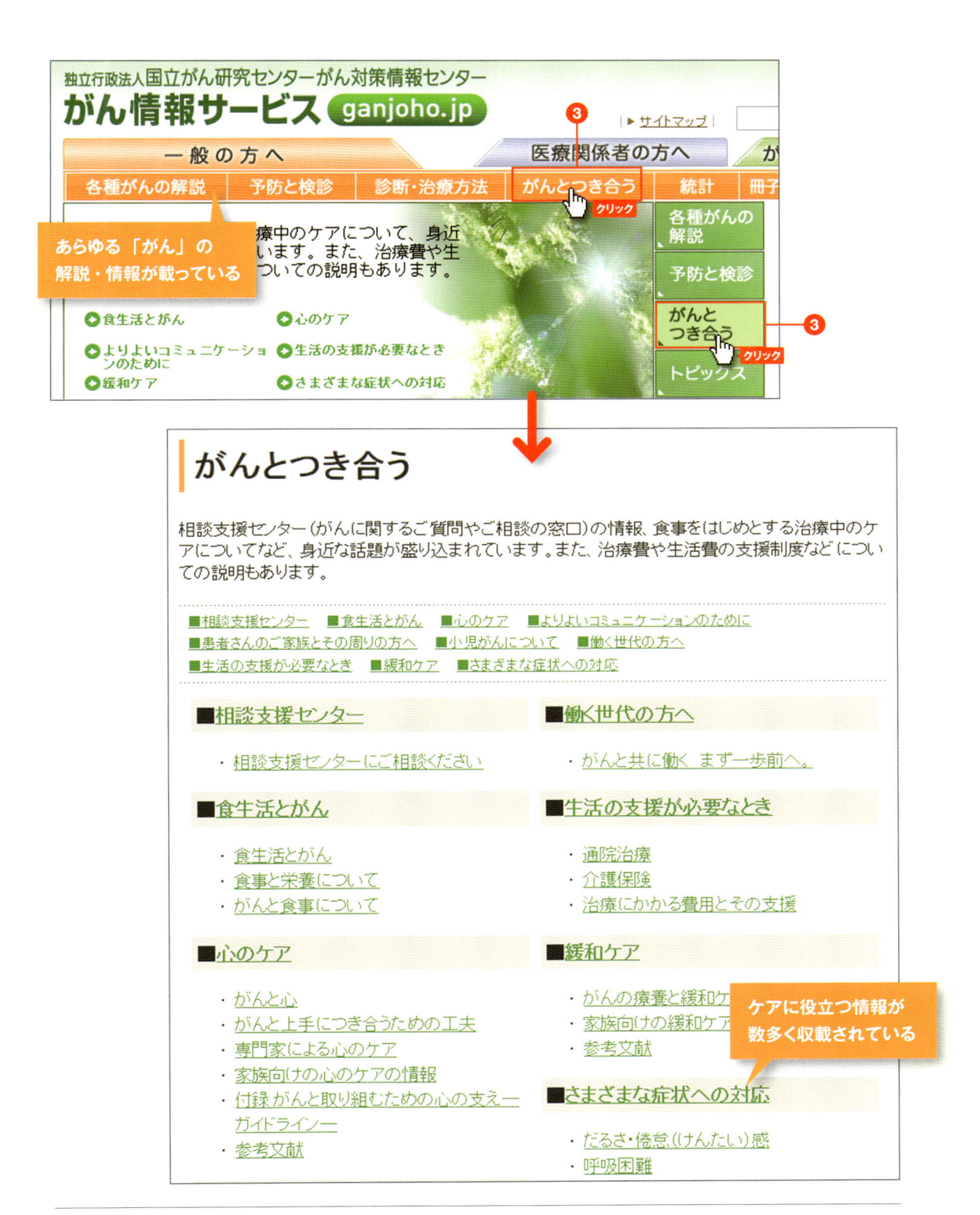

図3-5 看護師に役立つ「がんとつき合う」の項目（2013年6月25日現在）

検索方法

トップ画面 図3-4 から［医療関係者の方へ］❶ → ［医学情報］ → ［各種がんのエビデンスデータベース］ → ［がんの種類から探す］と順にクリックします 図3-6 。

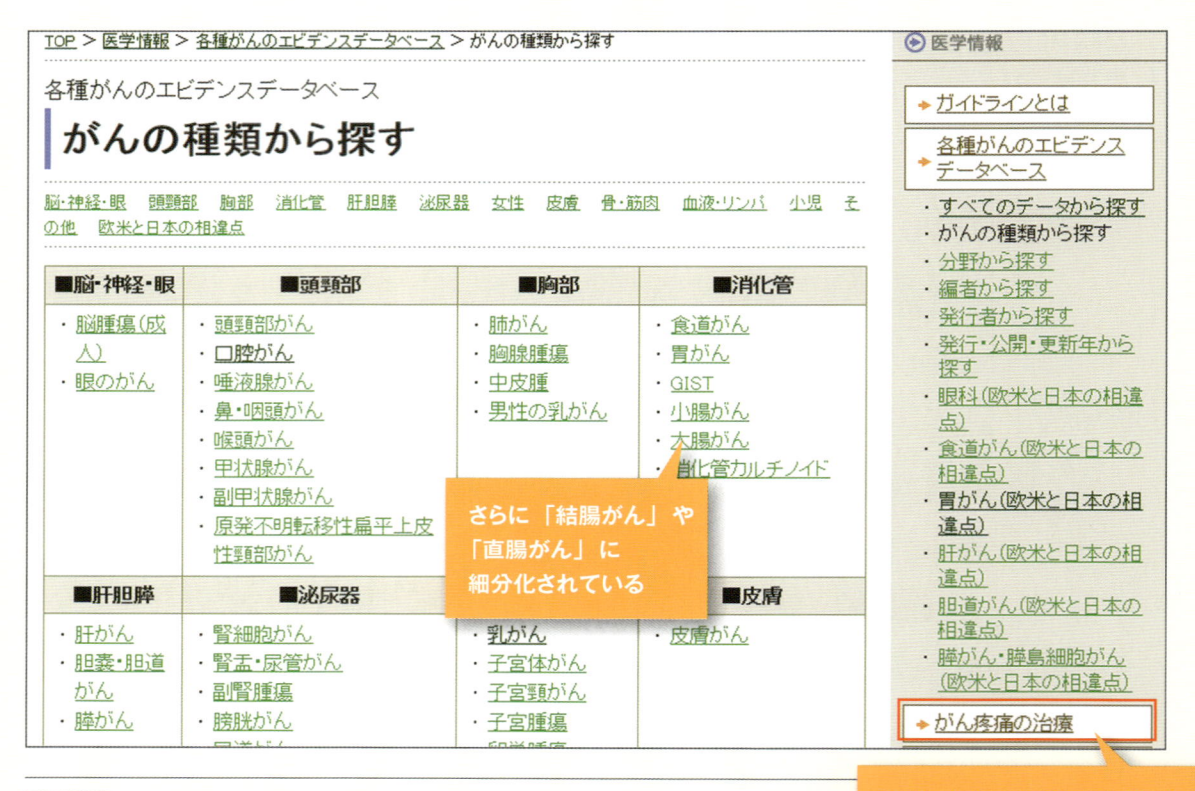

図3-6 各種がんのエビデンスデータベース

さらに「結腸がん」や「直腸がん」に細分化されている

［がん疼痛の治療］は最先端の疼痛治療法や各種鎮痛薬の使用基準や投与法などが書かれており、がん専門看護師やがん系の認定看護師の方々にはおすすめの箇所である

02 » 国立がん研究センター

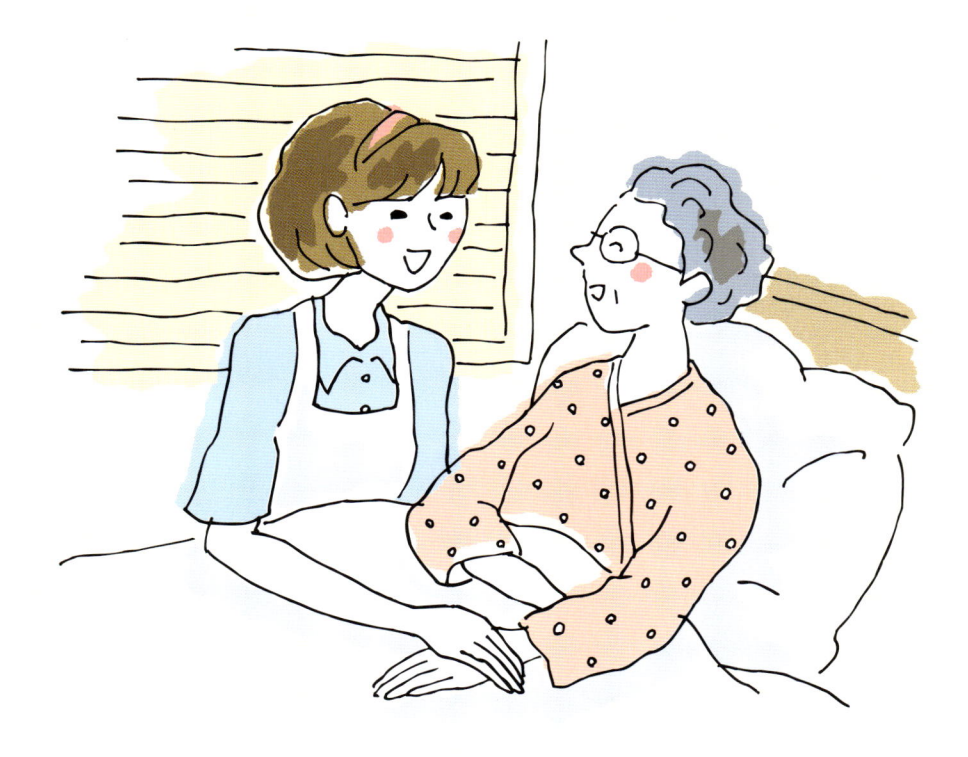

no_03
日本看護協会

http://www.nurse.or.jp/index.html

　日本看護協会の活動内容を知ることができるサイトです 図3-7 。［日本看護協会とは］をクリックすると❶表示される「発行物」の項目では、『看護者の倫理綱領』『看護業務基準』『看護統計資料室』『日本看護協会調査研究報告シリーズ（最新5年分は会員ダイレクトのみにて閲覧可）』などが表示されます。『看護統計資料室』では、看護師の就業や養成状況がわかる統計資料など、看護をとりまく最新の情報を知ることができます。そのほかにも、重点政策・事業、生涯学習支援、看護実践情報などのページがあります。特に［看護職の方へ］の項目には、専門看護師・認定看護師・認定看護管理者や看護職賠償責任保険制度に関する情報が掲載されており、キャリアアップを目指している看護師には必読です。

　会員ダイレクトに登録をすると、「最新看護索引Web」（p.56）と「JDream Ⅲ」（p.44）を無料で利用できるという大きな特典があり、「日本看護学会」のページでは『日本看護学会論文集（電子版）』（第42回）以降の全文を閲覧することができます。日本看護協会会員は無料で会員ダイレクトに登録できるので、ぜひ利用してみましょう。

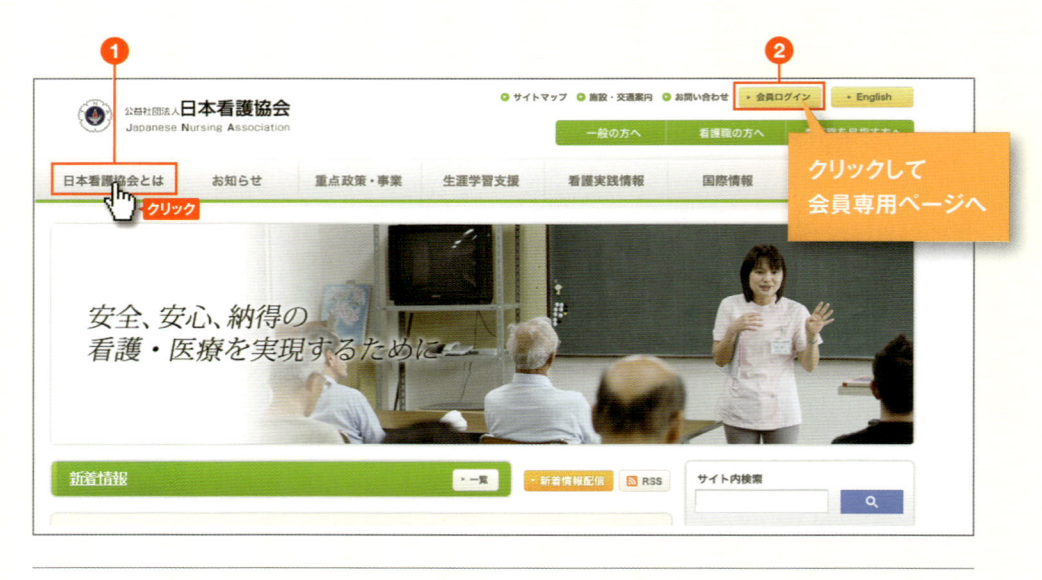

図3-7 日本看護協会のトップページ

▶登録して文献データベースを使ってみよう

　画面右上の［会員ログイン］をクリックすると❷、「会員ダイレクト」ページにアクセスします 図3-8 。

　会員登録をするには、「新規・再登録の方」にある［ユーザー登録画面へ］をクリックします❸。ユーザー登録画面の指示に従って必要事項を入力し、仮登録を行います。なお、登録の際は会員証（会員番号）とメールアドレスが必要です。

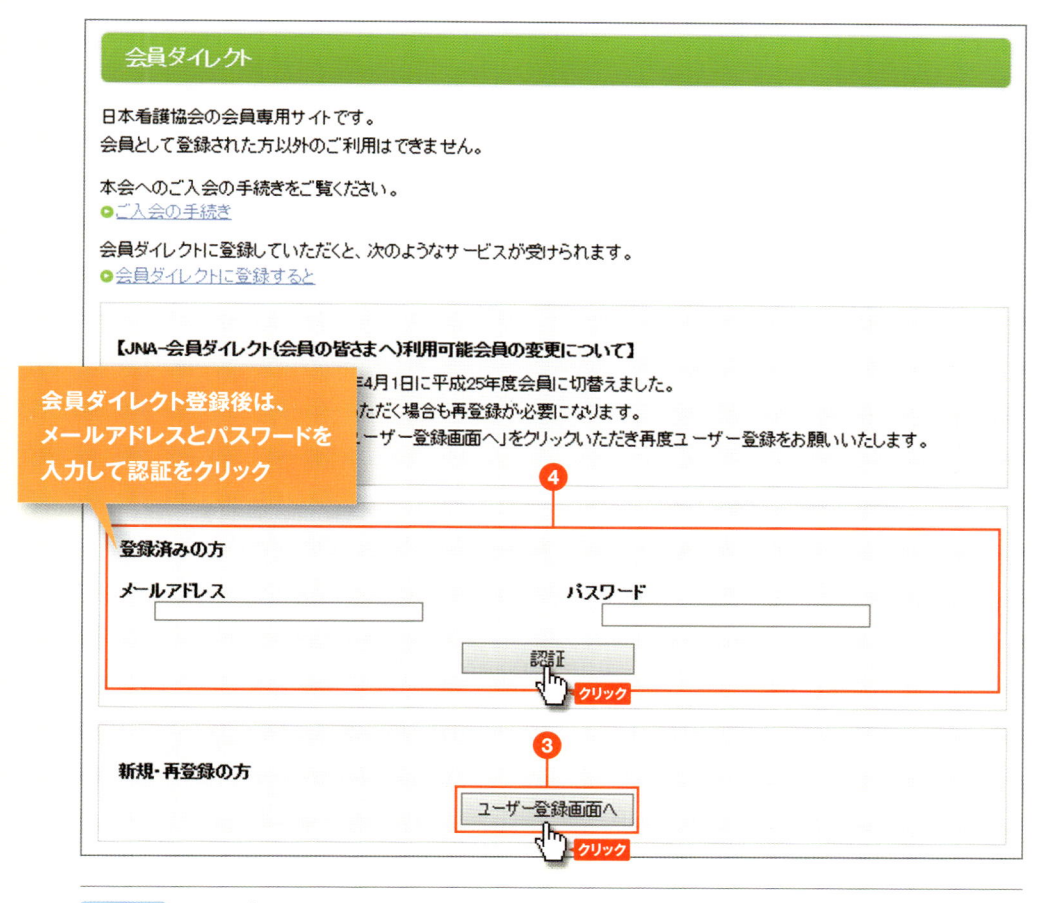

図3-8　**会員ダイレクト**

登録したメールアドレスに確認メールが届くので、確認メールの本文に記載されている本登録を行うためのURLをクリックすると、会員ダイレクトページを利用することができます。

　登録後にログインする際は、会員ダイレクトページ内「登録済みの方」の欄に、登録したメールアドレスとパスワードを入力し、［認証］をクリックします❹。

　そして、文献検索データベースを利用するためには、会員ダイレクトページ内の［↓文献検索］をクリックし 図3-9 ❺、ページ内の文献検索欄にジャンプします。青字の［文献検索］をクリックすると❻、［最新看護索引Web］［JDream Ⅲ］のボタンのあるページに移動するので利用したいデータベースを選択します 図3-10 。

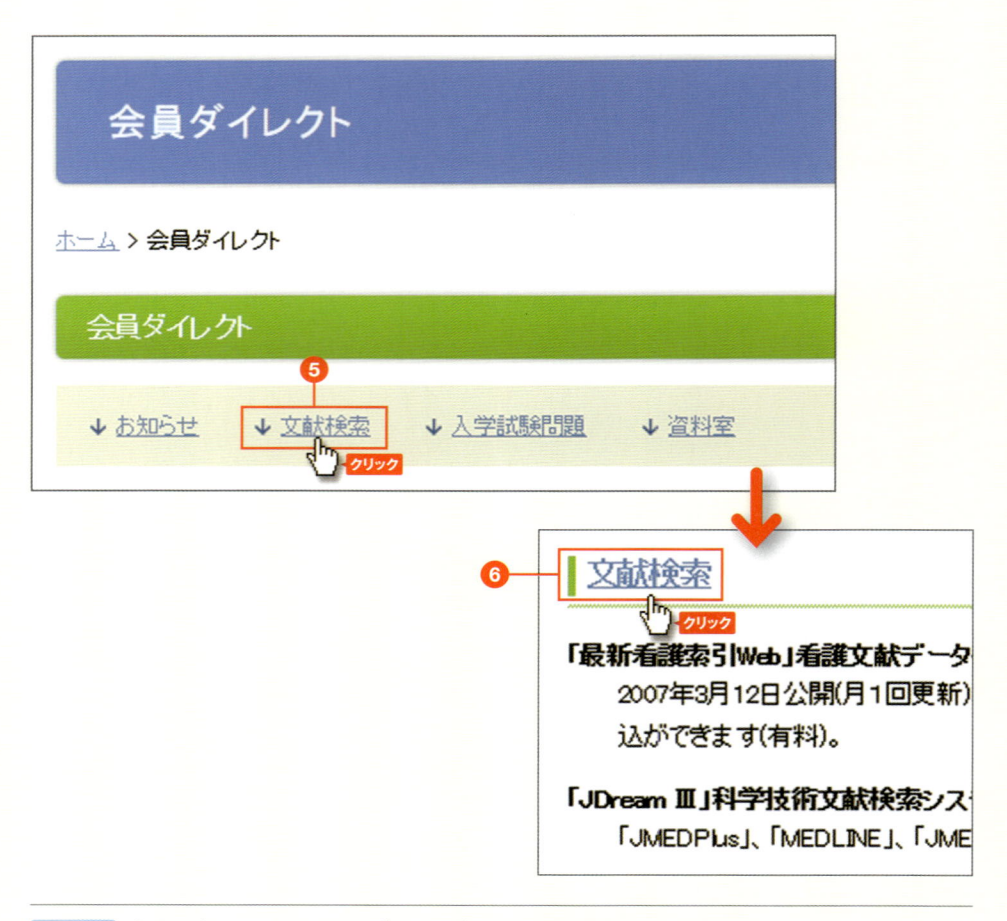

図3-9　会員ダイレクトトップページと文献検索のページ

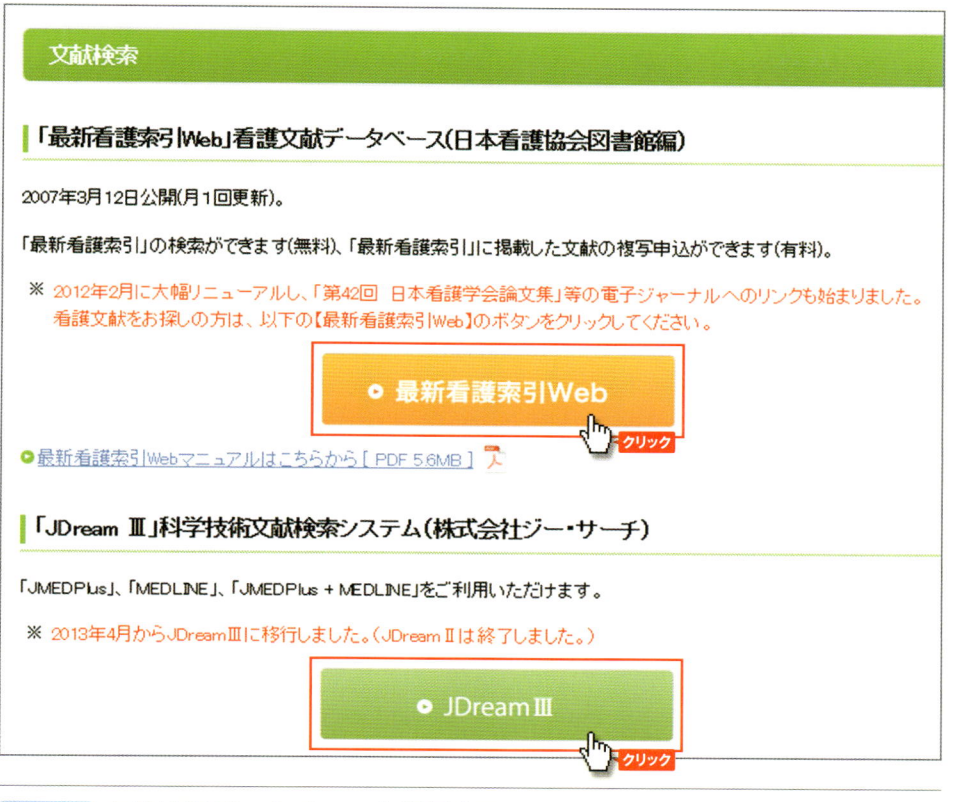

図3-10 文献検索データベースを選択する

no_04 Minds 医療情報サービス

http://minds.jcqhc.or.jp/n/top.php

> **NOTE**
>
> **診療ガイドライン**
> 診療ガイドラインとは、各専門学会により作成された、疾患の標準的な診療指針です。科学的根拠（EBM）に基づき作成されているため、信頼性が高く、疾患の解説や具体的な治療法の推奨度が示されています。

　Mindsは、公益財団法人日本医療機能評価機構が、厚生労働省の委託のもとに収集している診療ガイドライン集です。

　Mindsでは図表が多用され、わかりやすい言葉で書かれた一般向けのガイドライン解説と、医療提供者向け診療ガイドラインが提供されています。疾患だけではなく、看護に関係のある［褥瘡］［周産期ドメスティック・バイオレンス］［カンガルーケア］など、看護の臨床現場におけるケアの指針としても役立つ内容が収載されています。

　ただし、診療ガイドラインはすべての患者にあてはまるとは限らないため、利用の際は十分注意しながら活用してください。

▶実際に検索してみよう

　まず、どのようなガイドラインがあるか調べてみましょう。ホーム画面のメインメニューから、医療提供者向け［診療ガイドライン］をクリックすると 図3-11 ❶、カテゴリーが表示されます。マウスをカテゴリーの上に持っていくと ❷、分類されている疾患名が表示されますので、読みたい疾患をクリックします ❸。なお、読みたいガイドラインがわかっている場合は、［五十音順］から選ぶ ❹ と便利です。カテゴリーと五十音順のタブから探すと、Mindsに登録されている最新のガイドラインが表示されます。

　ここでは、褥瘡のガイドラインを例に紹介します。「皮膚・目・耳・鼻・のど」のカテゴリーから［褥瘡］をクリックすると ❸、ガイドラインの画面 図3-12 （上）になります。

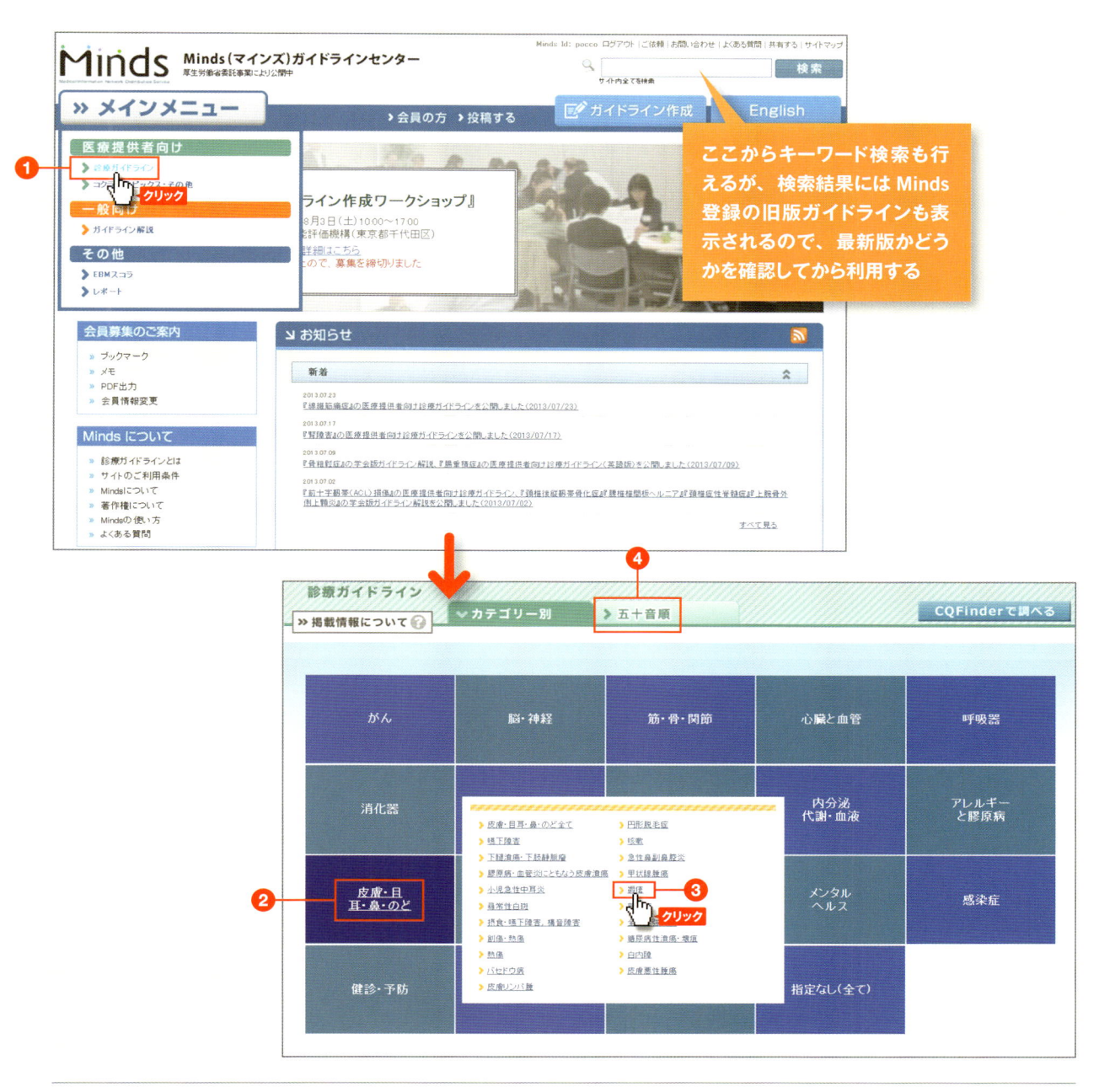

図 3-11 Minds のメインメニューとカテゴリー別診療ガイドライン検索画面

［褥瘡予防・管理ガイドライン（第3版）］をクリックすると 図3-12 ❶、日本褥瘡学会編集のガイドラインが開き 図3-12（下）、左側に目次が表示されます。必要とする項目をクリックして本文を読みます。

ガイドラインには、その根拠となる参考文献とともに、臨床の疑問（Clinical Question）とそれに対するエビデンスのレベルが、推奨度A（強く行うようすすめられる）からD（行わないようすすめられる）までの段階で示されています。たとえば、目次中の［CQ10　体圧分散用具］をクリックすると 図3-12 ❷、褥瘡の予防

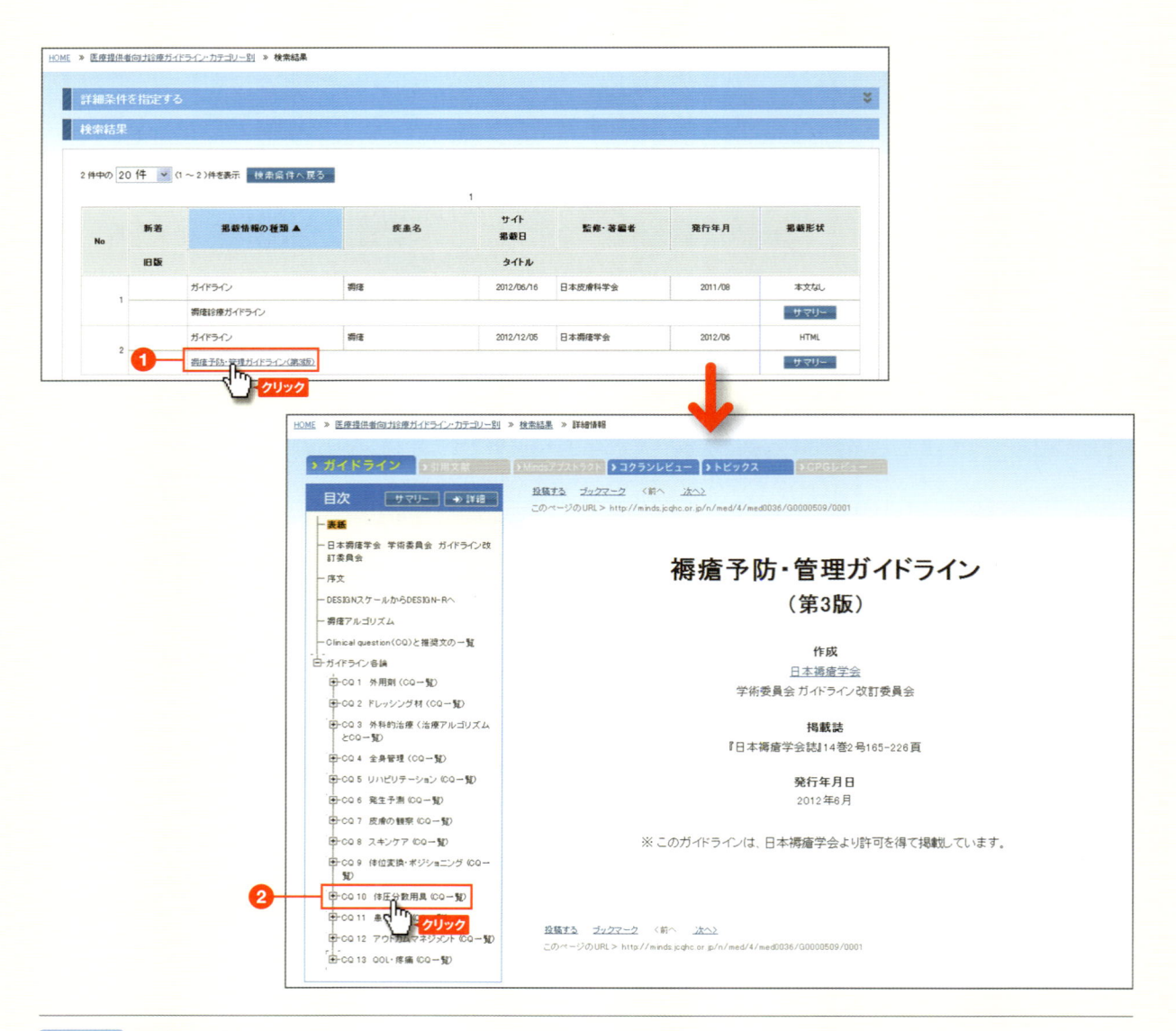

図3-12　褥瘡のガイドライン

ケアにおけるマットレスの推奨度一覧の画面になります 図 3-13 。

　ガイドラインは、推奨度の高いケアや治療を確認するだけでなく、根拠に乏しい、または行わないほうがよいケアや治療についても確認できることが特徴です。

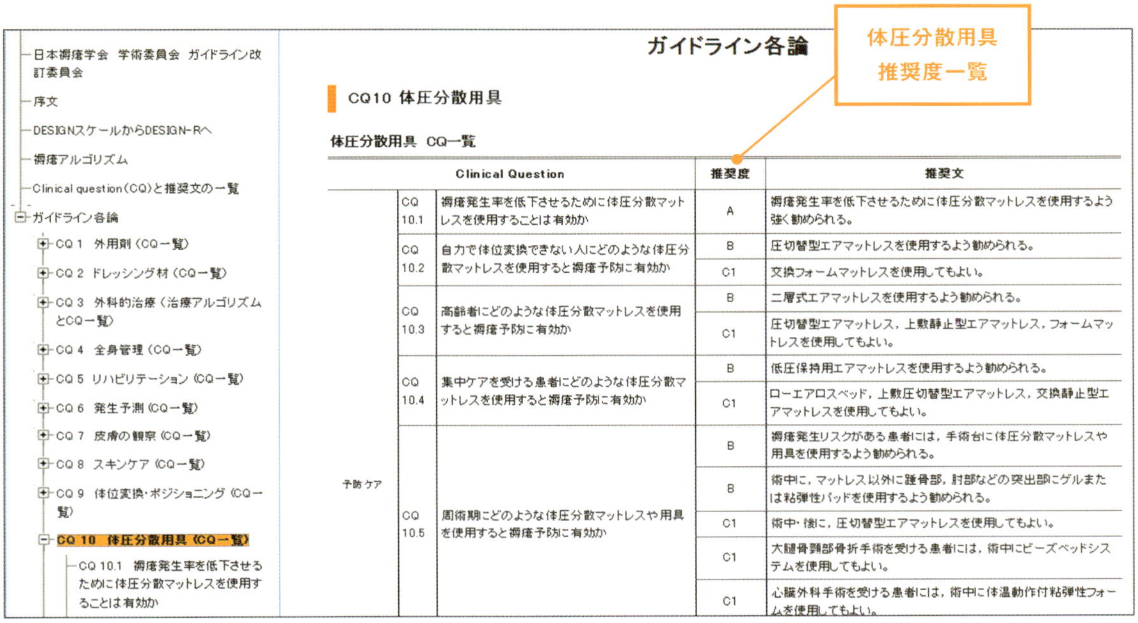

- 日本褥瘡学会　学術委員会　ガイドライン改訂委員会
- 序文
- DESIGNスケールからDESIGN-Rへ
- 褥瘡アルゴリズム
- Clinical question（CQ）と推奨文の一覧
- ガイドライン各論
  - CQ 1　外用剤（CQ一覧）
  - CQ 2　ドレッシング材（CQ一覧）
  - CQ 3　外科的治療（治療アルゴリズムとCQ一覧）
  - CQ 4　全身管理（CQ一覧）
  - CQ 5　リハビリテーション（CQ一覧）
  - CQ 6　発生予測（CQ一覧）
  - CQ 7　皮膚の観察（CQ一覧）
  - CQ 8　スキンケア（CQ一覧）
  - CQ 9　体位変換・ポジショニング（CQ一覧）
  - CQ 10　体圧分散用具（CQ一覧）
    - CQ 10.1　褥瘡発生率を低下させるために体圧分散マットレスを使用することは有効か

ガイドライン各論

CQ10 体圧分散用具

体圧分散用具　CQ一覧

Clinical Question			推奨度	推奨文
予防ケア	CQ 10.1	褥瘡発生率を低下させるために体圧分散マットレスを使用することは有効か	A	褥瘡発生率を低下させるために体圧分散マットレスを使用するよう強く勧められる。
	CQ 10.2	自力で体位変換できない人にどのような体圧分散マットレスを使用すると褥瘡予防に有効か	B	圧切替型エアマットレスを使用するよう勧められる。
			C1	交換フォームマットレスを使用してもよい。
	CQ 10.3	高齢者にどのような体圧分散マットレスを使用すると褥瘡予防に有効か	B	二層式エアマットレスを使用するよう勧められる。
			C1	圧切替型エアマットレス，上敷静止型エアマットレス，フォームマットレスを使用してもよい。
	CQ 10.4	集中ケアを受ける患者にどのような体圧分散マットレスを使用すると褥瘡予防に有効か	B	低圧保持用エアマットレスを使用するよう勧められる。
			C1	ローエアロスベッド，上敷圧切替型エアマットレス，交換静止型エアマットレスを使用してもよい。
	CQ 10.5	周術期にどのような体圧分散マットレスや用具を使用すると褥瘡予防に有効か	B	褥瘡発生リスクがある患者には，手術台に体圧分散マットレスや用具を使用するよう勧められる。
			B	術中に，マットレス以外に踵骨部，肘部などの突出部にゲルまたは粘弾性パッドを使用するよう勧められる。
			C1	術中・後に，圧切替型エアマットレスを使用してもよい。
			C1	大腿骨頸部骨折手術を受ける患者には，術中にビーズベッドシステムを使用してもよい。
			C1	心臓外科手術を受ける患者には，術中に体温動作付粘弾性フォームを使用してもよい。

図 3-13 Clinical Question 一覧

COLUMN

診療ガイドラインを検索できるページ

以下のサイトでも診療ガイドラインを検索することができます。

- **東邦大学医学メディアセンター：診療ガイドライン情報**
  学会などの機関によって作成され公表された日本の診療ガイドラインを、情報収集しリスト化したものです。Minds の情報も含まれています。
- **医中誌 Web に集録されたガイドライン**
  雑誌論文に掲載されたガイドラインを、ホームページの「医中誌ユーザー向け情報」診療ガイドラインの項目から、疾患別リストで検索できます。

図の画面は Minds 医療情報サービス（http://minds.jcqhc.or.jp）から転載しています。

no_05

厚生労働省

http://www.mhlw.go.jp/

　日本の厚生労働行政や医療統計情報、また話題性のある医療情報などがわかる厚生労働省のWebサイトは、看護師にとって欠かすことのできない情報源の1つです。ここでは看護に役立つ項目を紹介します 図3-14 。また、調べたい情報がどこにあるのかわからない場合は、キーワードで検索すると便利です❶。

▶話題性のある医療情報を探せる

　「分野別の政策」にある［健康・医療］❷や［クローズアップ厚生労働省］❸のページでは、熱中症やインフルエンザ、放射性物質など、その時々に注目されている情報を文章のほか、パンフレットや動画等でも確認できます。また、生活習慣病対策の項目では、メタボリックシンドロームの予防や具体的対策方法が詳しく述べられており、患者への指導に利用することも可能です。

▶各種統計類や厚生労働白書を探せる

　［統計情報・白書］❹の中の「各種統計調査結果」のページでは、厚生労働省が行っている人口動態や疾病・死因統計、保健福祉などの統計調査結果を、また白書のページでは「厚生労働白書」の全文をダウンロードすることができます。

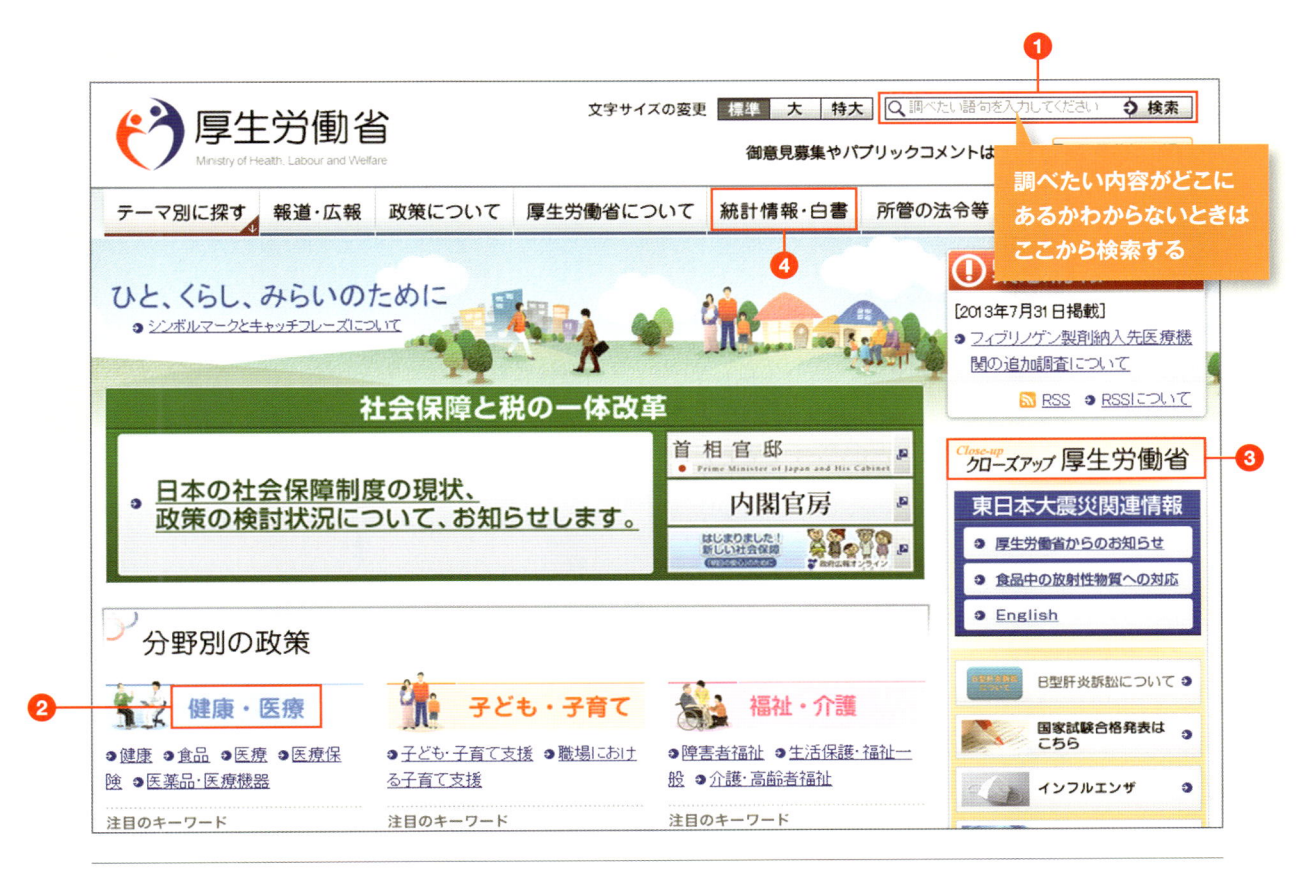

図 3-14 厚生労働省のホームページ

no_06
おくすり110番

http://www.jah.ne.jp/~kako/

「おくすり110番」は、医薬情報の提供・共有化を目的とするNPO団体の医薬品情報研究会「ファーマフレンド」によって運営されている、医療用医薬品を検索するサイトです。薬の名前や記号から調べるためには、[ハイパー薬事典]をクリックして検索します 図3-15 ❶。

また、[病気別の薬フォルダー]からは、病気別でよく処方される薬を知ることができます ❷。禁忌薬からジェネリックまで幅広い情報が網羅されています。

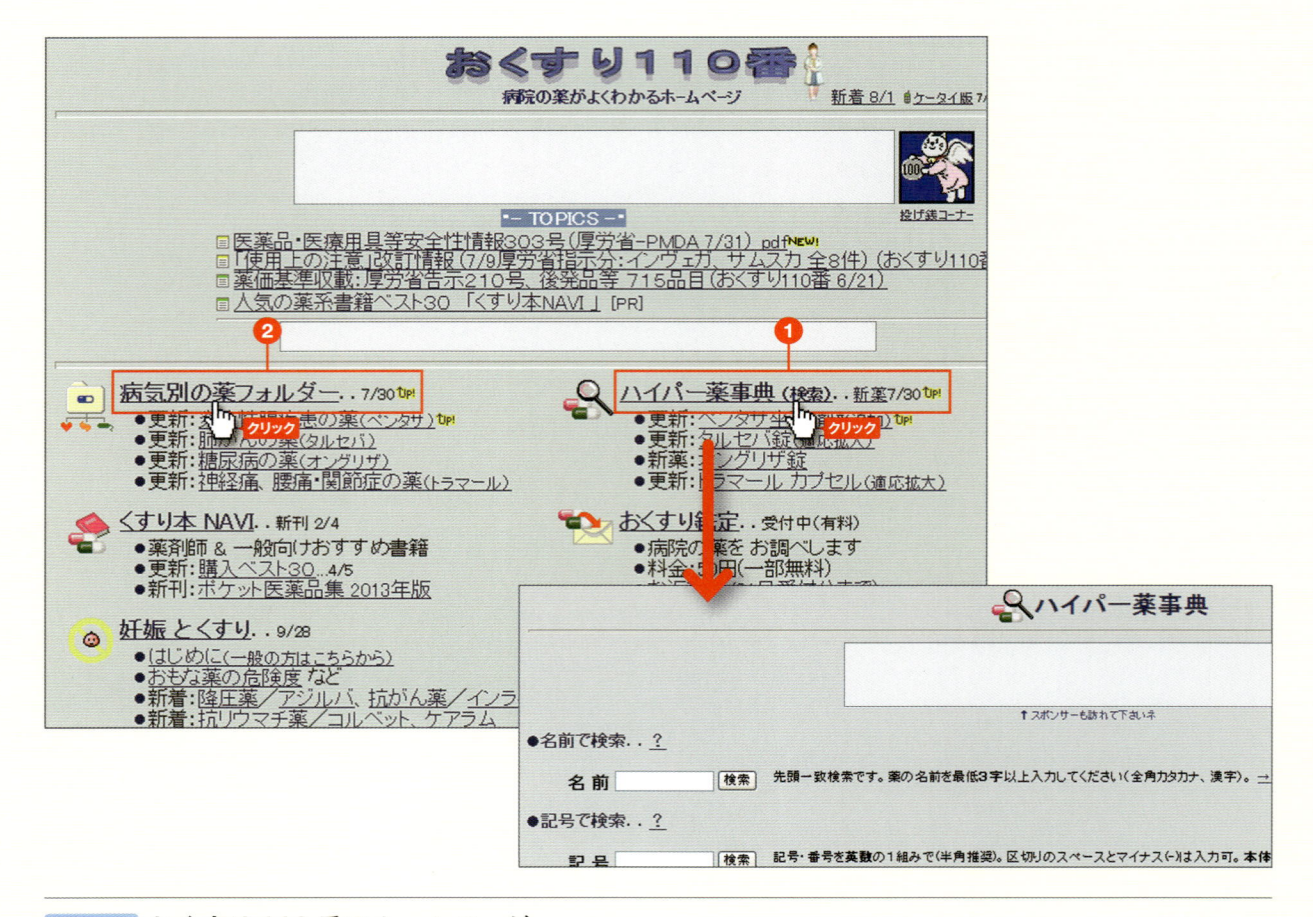

図3-15 **おくすり110番のホームページ**

no_07

医薬品医療機器総合機構

https://www.pmda.go.jp/index.html

　医療用医薬品を安全に利用するために、「添付文書」などの最新情報を検索できるサイトです 図3-16 ❶。また、医薬品の緊急安全性情報や重篤副作用疾患別マニュアルなどの情報も公開されています。

　［PMDA メディナビ］に登録すると❷、医薬品・医療機器の安全性に関する重要な情報が出されたときにメールで知らせてくれます。メディナビの機能の1つである［マイ医薬品集作成サービス］を使うと、よく使う薬情報の一覧を作成することができます。

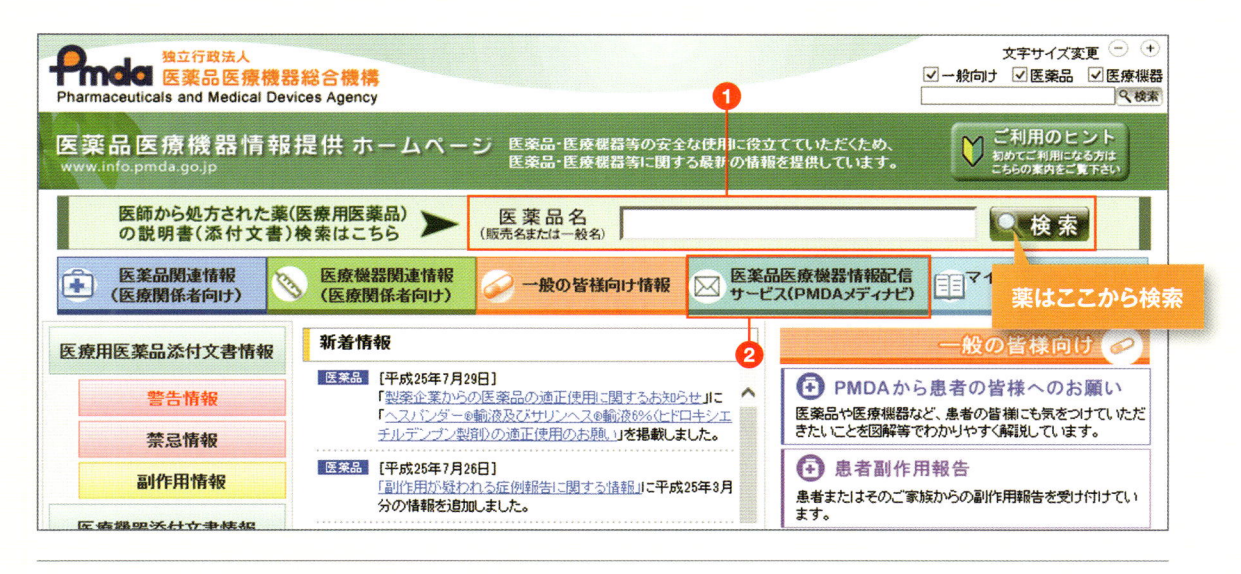

図3-16 医薬品医療機器情報提供ホームページ

no_08
北里大学電子情報検索システム
（北里大学雑誌特集記事検索）

http://mlib.kitasato-u.ac.jp/newsystem/pub/article_search.php

▶看護系雑誌の特集記事を探すことができる

　北里大学電子情報検索システムは、北里大学医学図書館と北里大学看護学部図書館が所蔵する国内雑誌の雑誌特集記事の書誌事項を無料で検索できるシステムです 図3-17 。1987年から最新の雑誌まで検索することができます。

　ほとんどの和雑誌の場合、毎号特集が組まれています。特集記事にはテーマに沿った解説や最新の動向、また看護の実践例などの論文が何本も掲載されていることが多く、一度に多くの情報を得られるため便利です。

▶検索のポイント

　このデータベースは、論文そのものではなくテーマに沿った記事がまとまって掲載されている「特集名」を検索するので、検索のポイントがいくつかあります。

　1つ目のポイントは、データベースがテキストサーチをするため、検索時には"核になる用語（単語）"はどれかを吟味することが大切です。たとえば「小児気管支喘息」を検索したい場合は、「喘息」と入力したほうが効果的です。

　ではなぜ、「小児気管支喘息」なのに「喘息」だけで検索したほうが効果的なのでしょうか。検索結果を見ると、「小児気管支喘息」1件、「気管支喘息」9件、「喘息」19件です。「喘息」で検索した中には、「小児気管支喘息」や「気管支喘息」で検索した特集記事も含まれています。つまり、三者共通の用語である「喘息」で検索したほうが、多くの検索結果が得られるのです。

　2つ目のポイントは、「小児気管支喘息」は「小児（年齢区分）」「気管支（解剖用語）」「喘息（疾患名）」の3つの用語が結合した複合語です。三者を比べると、自分が検索したいのは「気管支」などの解剖用語や気管支全体の疾患ではなく、疾患の症状を表す「喘息」であることがわかります。また、気管支喘息は喘息の一分野なので、検索結果が少ない場合は、少し大きい概念（上位概念）の「喘息」で検索

> **NOTE**
> **テキストサーチ**
> データベース上に含まれるすべての情報や文字列を対象に検索することで、文献検索時の検索条件として指定したキーワードが、データベースのどの箇所に出現していても検索してくる機能です。

することがポイントです。

「喘息」で検索すると、「小児」以外の「喘息児」や「喘息患児」が載っている特集も検索してくれます。

3つ目のポイントは、「癌」や「がん」のように漢字とひらがな両方の表記がある場合は、「OR」を使って2つの単語を一度に検索すると検索漏れが少なくなります。

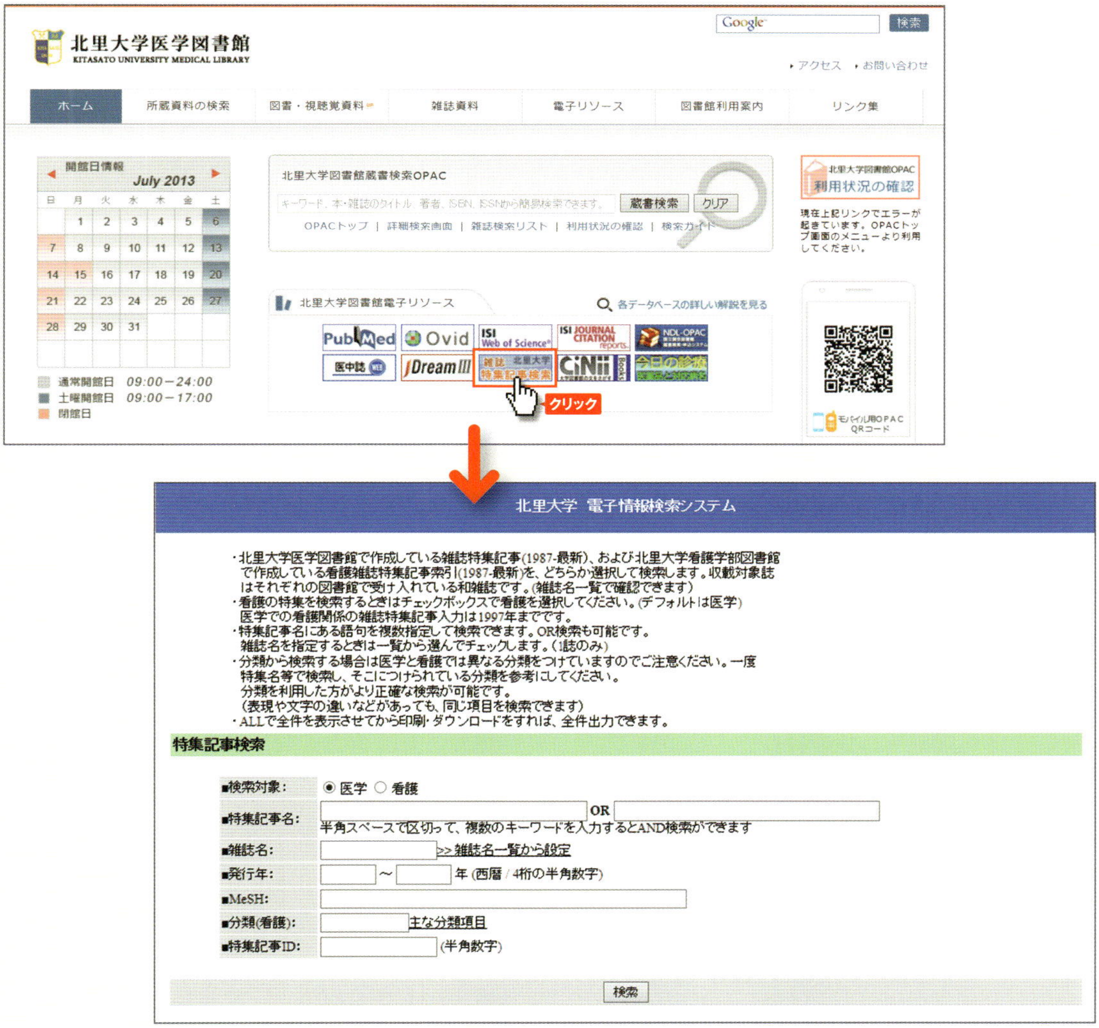

図3-17 北里大学雑誌特集記事検索へのアクセス方法

▶検索してみよう

「認知症」を例に検索方法を説明します。まず、検索対象欄で医学または看護、どちらの雑誌の特集を検索するかを選びます。今回は看護系雑誌の特集を検索したいので、[看護]にチェックをします 図3-18 ❶。

次に特集記事名欄に「認知症」と入力し ❷、[検索]をクリックします ❸。すると検索画面が開き、84件の検索結果が表示されました。

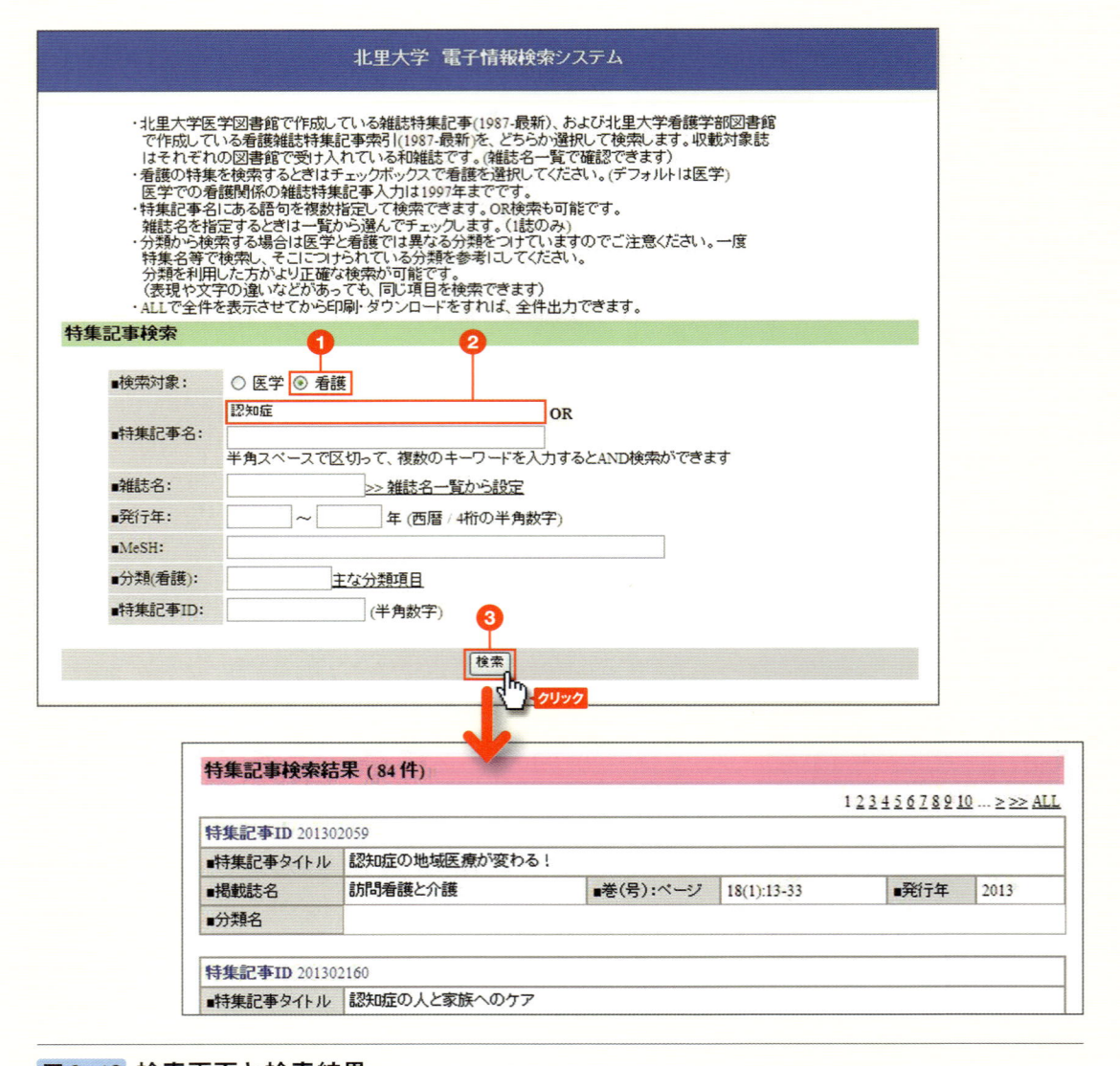

図3-18 検索画面と検索結果

また以前は、「認知症」と同義語の「痴呆」という言葉が使われていました。そこで、特集記事名欄それぞれに「認知症」「痴呆」と入力してOR検索を行うと**図3-19**、検索結果は144件となりました。同義語がある場合は、このようにORを使って検索結果に漏れがないようにしましょう。

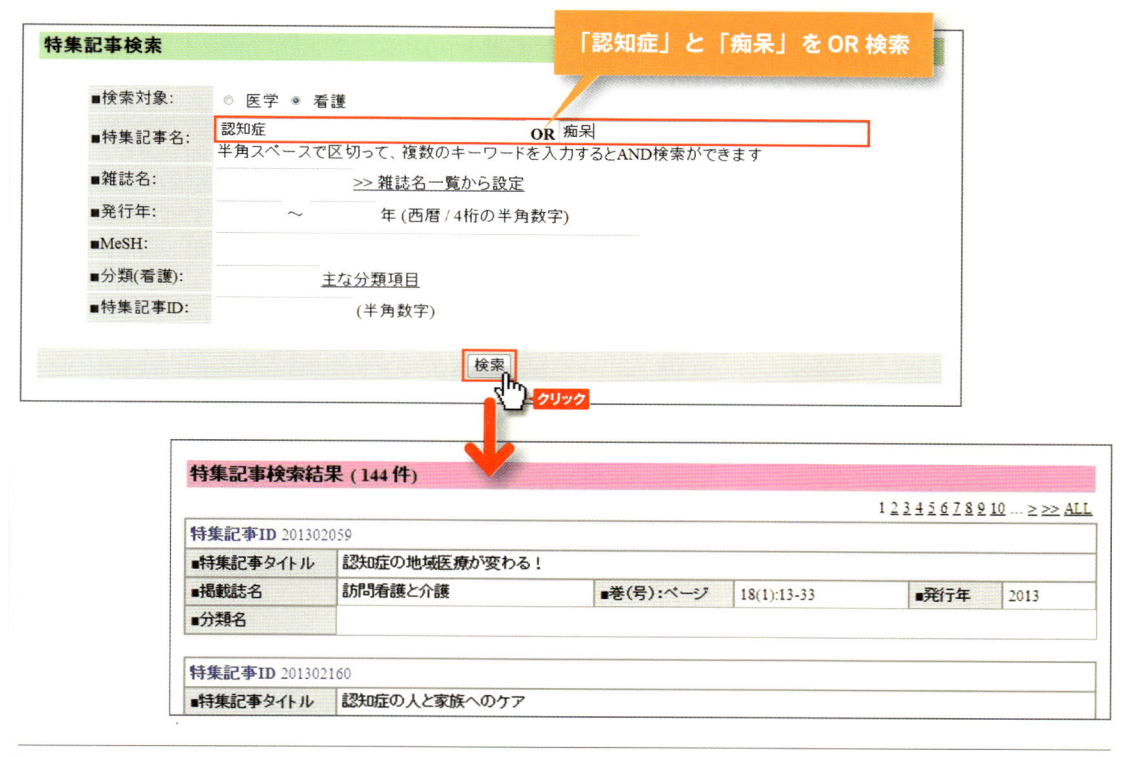

図3-19「認知症」と「痴呆」でOR検索を行う

no_09 厚生労働科学研究成果データベース

https://mhlw-grants.niph.go.jp/

厚生労働科学研究成果データベースでは、厚生労働省が補助金を出した保健、医療、福祉、労働分野の研究成果を検索することができます。検索結果のうち、報告書の本文がPDFファイルで読めるものがあります。

看護学の分野でもさまざまな課題が研究されており、2013年7月現在、「看護」という言葉が使われている研究課題は243件あります。日進月歩の研究成果にもアンテナを張り、看護実践に活用してみるとよいでしょう。

▶「褥瘡の看護」をテーマに検索してみよう

厚生労働科学研究成果データベースのトップページの［閲覧システム］をクリックすると 図3-20 ❶、検索画面に移ります。検索語の入力欄にキーワードを入力し［検索実行］をクリックすると ❷、検索結果が表示されます 図3-21 。

厚生労働科学研究では、1つの研究課題を数年間にわたって研究します。研究成果は毎年発表されるため、検索すると同じ課題名がいくつも表示されます。結果表示画面では、「研究年度」と「総括／総合」を確認しましょう。「総括」はその年度のみの研究成果報告を指し、「総合」は最終年度に研究成果全般についてまとめた最終報告書のことです。

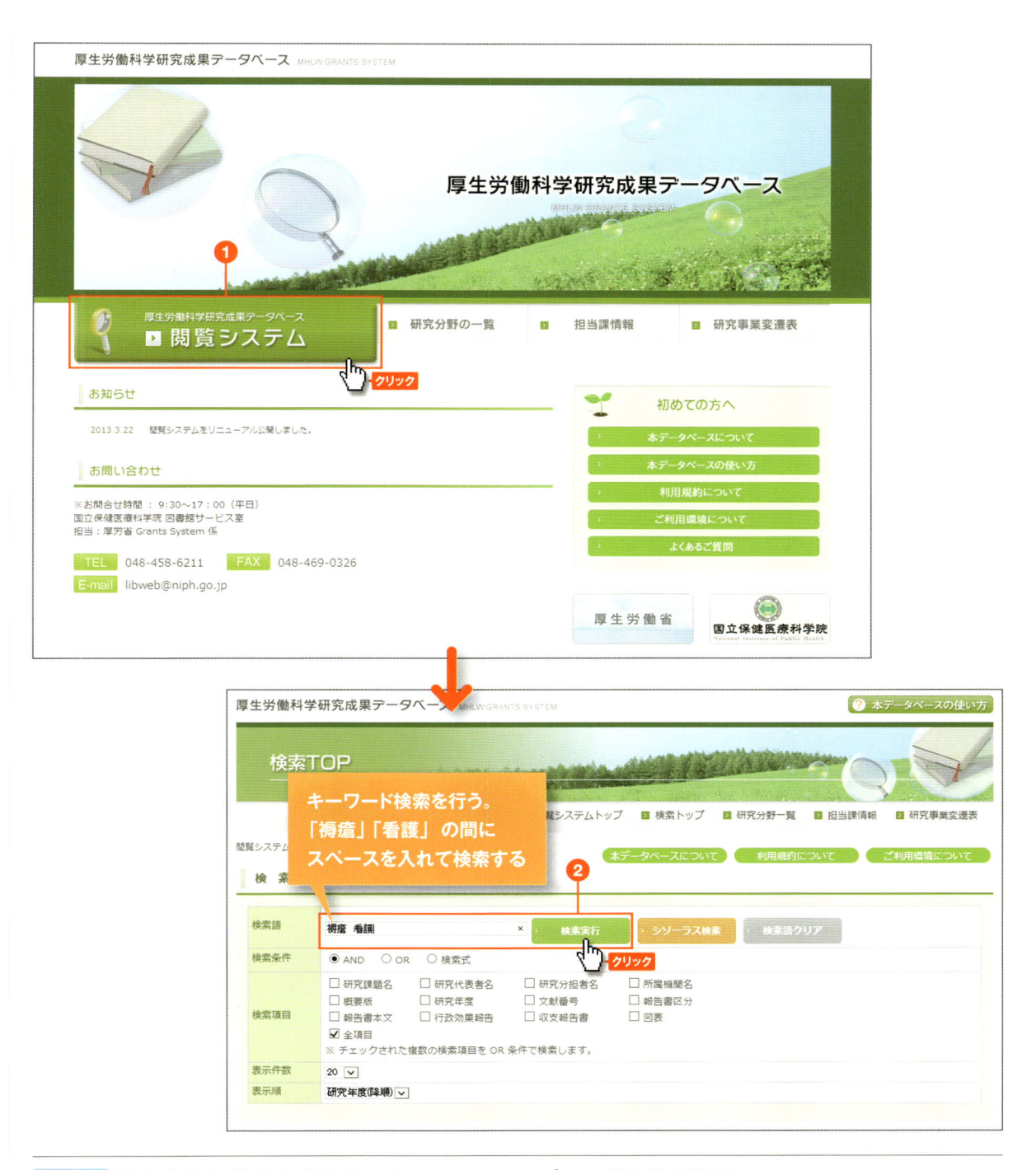

図3-20 厚生労働科学研究成果データベースのトップページと検索画面

第3章｜看護に役立つデータベースとWebサイト

　結果表示画面の研究課題名または右側の［全て表示］をクリックすると 図3-21 ❶、概要版等に移ります 図3-22 。この画面では、「研究課題」「研究年度」「研究者名」などの文献情報と、研究報告書（概要版）、報告書本文のファイルリストが表示されます。PDFファイルをクリックすると本文が表示されます。たいていはPDFファイルの容量が大きいので、1冊の報告書が分割されてリストアップされています。

　抄録だけしか表示されない報告書の本文を読みたい場合は、国立国会図書館（p.48）や厚生労働省図書館、国立保健医療科学院図書館へ問い合わせるとよいでしょう。

> **NOTE**
> **URL**
> http://library.mhlw.go.jp/

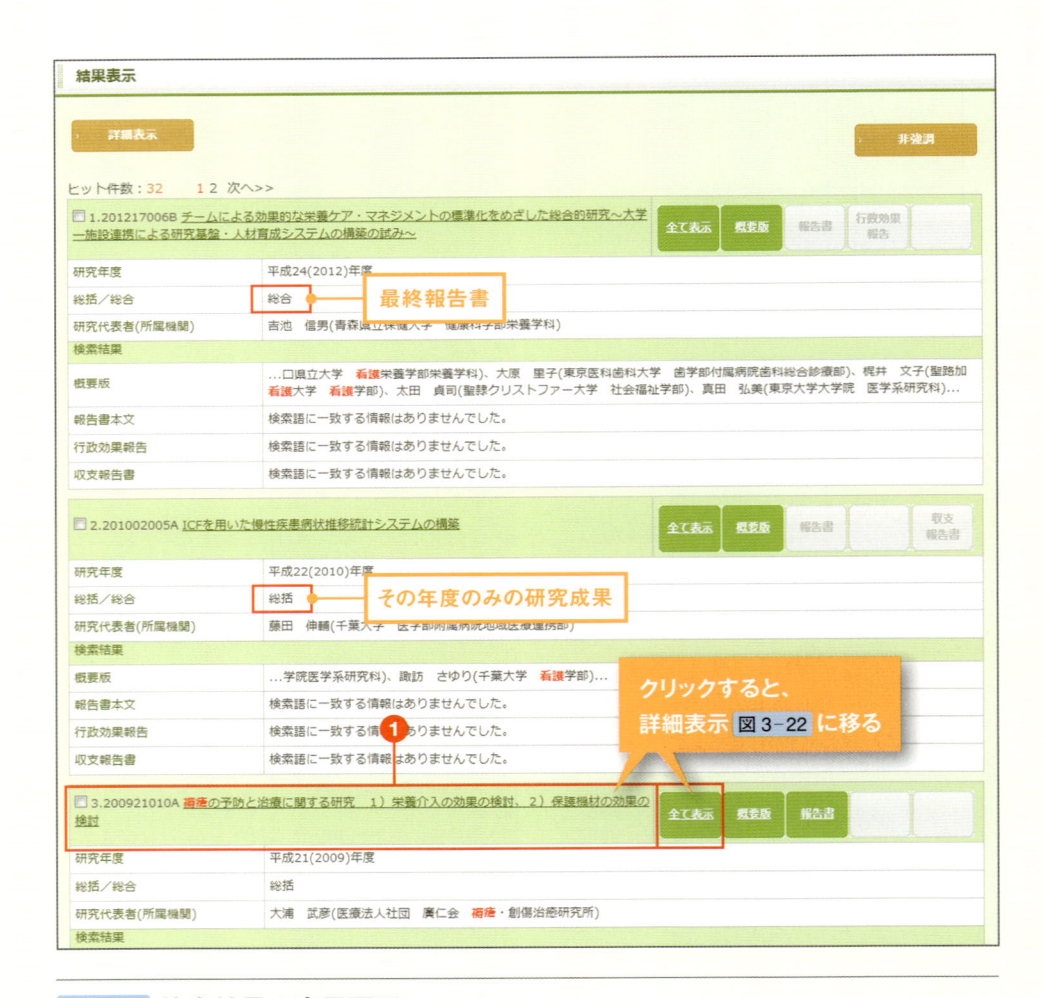

図3-21 検索結果の表示画面

厚生労働科学研究成果データベース MHLW GRANTS SYSTEM
本データベースの使い方
概要版
概要版 報告書本文
文献情報
文献番号 200921010A
報告書区分 総括
研究課題 褥瘡の予防と治療に関する研究 1）栄養介入の効果の検討、2）保護機材の効果の検討
課題番号 H19-長寿・一般-010
研究年度 平成21(2009)年度
研究代表者(所属機関) 大浦 武彦(医療法人社団 廣仁会 褥瘡・創傷治癒研究所)
研究分担者(所属機関)
研究区分 厚生労働科学研究費補助金 疾病・障害対策研究分野 長寿科学総合研究
開始年度 平成19(2007)年度
終了予定年度 平成21(2009)年度
研究費 14,500,000円
内容が簡潔にまとめられている
研究報告書（概要版）
概要版
研究目的：
研究1）栄養介入の効果の検討褥瘡発生リスクを有する患者と褥瘡患者を対象とし、栄養介入が栄養状態と褥瘡発生リスク、治癒に及ぼす効果を検討した。研究2）保護機材の効果の検討褥瘡患者を対象とし、創傷保護パッドの貼付が治癒に及ぼす効果及び適切な使用方法を探索検討した。
研究方法：
研究1）多施設共同ランダム化比較研究で行い、対照群は通常の栄養管理を、介入群は積極的な栄養介入を行なった。観察期間は12週間とし、看護・介護・治療の要因の統一のため、体圧分散マットレス、体位変換、薬剤・創傷ドレッシング材を規定し、研究代表者による定期的な回診・指導を行った。研究2）多施設共同オープン試験で、観察期間は2～6週間とし、看護・介護・治療の要因の統一のために体位変換、薬剤・創傷ドレッシング材を規定した。
結果と考察：
研究1）栄養状態（TP、PA、Cu、体重、上腕周囲長、上腕筋周囲径、腹囲、肩胛棘上部皮下脂肪厚、大腿囲）は栄養介入の有無と観察週数の交互作用に有意差が認められ、有意に改善した。褥瘡の大きさも同様に有意差が認められ、栄養介入により治癒速度が増すことが確認された。また、大きさを25.25 cm2（中央値）で区分した場合、中央値以上では同様に有意差が認められ、小さい褥瘡に比べ、大きい褥瘡のほうが栄養介入による褥瘡の治癒効果が得られる可能性がある。研究2）創傷保護パッドは治癒速度を促進させ、特にd2における褥瘡の大きさの縮小速度が速くなることが確認された。高機能体圧分散マットレス使用群と非使用群ではほぼ同様な縮小が見られた。研究1）の対照群との比較ではパッド貼付により更なる縮小効果が示唆された。薄いパッドで効果が見られない場合、厚いパッドに変え、効果が得られた。適切な使用により、皮膚刺激を予防し、効果が得られた。2750mm2以下の褥瘡では、パッドの効果がより期待できると考えられた。
結論：
研究1）褥瘡と栄養に直接、強力な影響を与える看護・介護・治療の要因を統一することにより、栄養介入による褥瘡の治癒効果が本邦においてRCTで初めて明らかになった。研究2）創傷保護パッドの適切な使用方法も示すことができ、褥瘡治療に新たな選択肢を示すことができた。特にマンパワー不足の在宅ケアや高機能体圧分散マットレス不足の医療機関では治療の効果をあげ、褥瘡ケアの軽減に繋がることが期待される。
公開日 2010年05月18日
更新日 -
研究報告書
概要版 報告書本文
ファイルリスト
200921010A0001.pdf 200921010A0002.pdf 200921010A0003.pdf 200921010A0004.pdf 200921010A0005.pdf
200921010A0006.pdf 200921010A0007.pdf
PDFファイルをクリックすると、報告書の本文を読むことができる
公開日・更新日
公開日 2011年01月18日
更新日 -

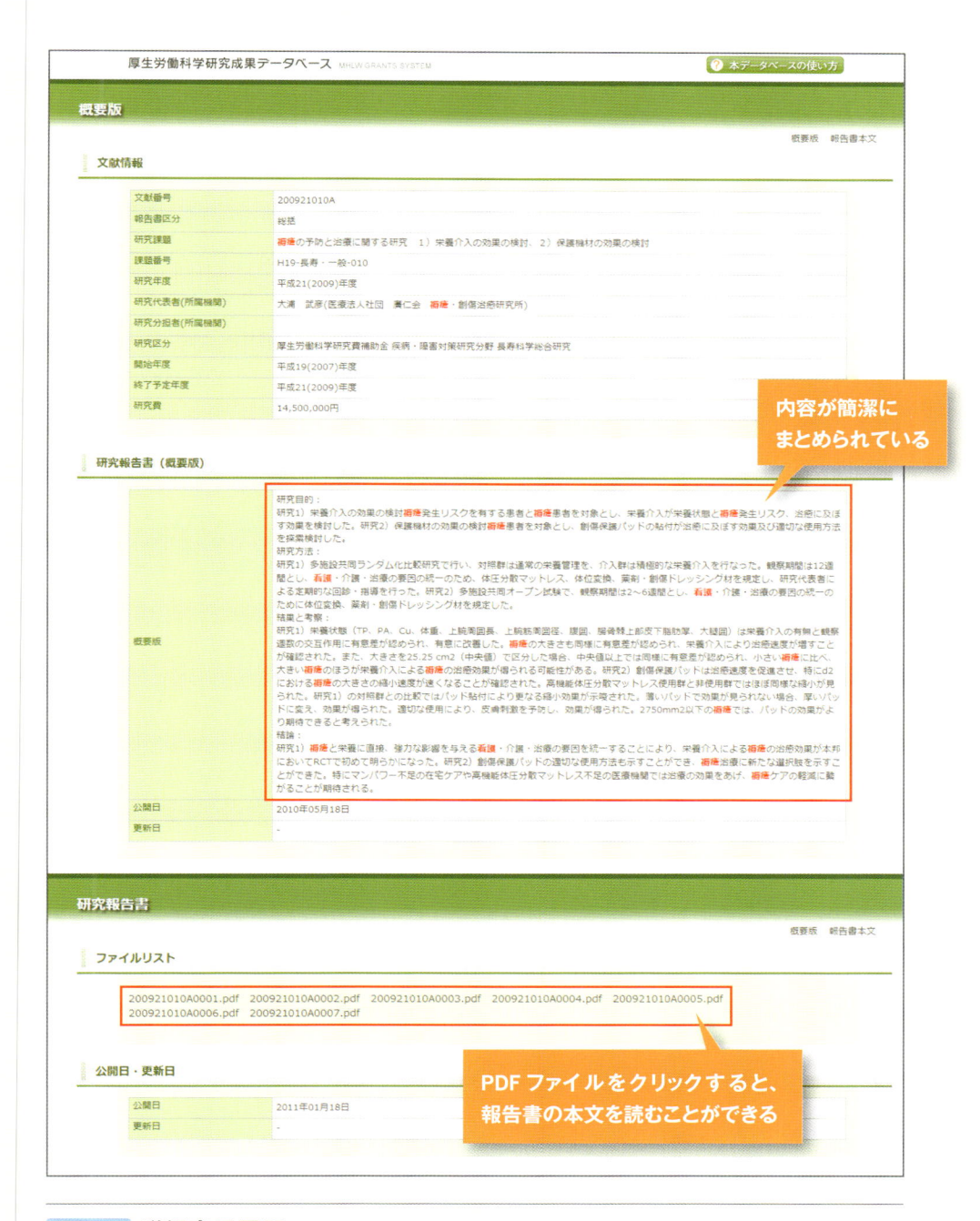

図 3-22 詳細表示画面

no_10

日本語バイオポータルサイト Jabion

http://www.bioportal.jp/ja/

　Jabion は、最新の生物学や生命科学を日本語でわかりやすく解説した情報サイトです 図3-23 。文部科学省の研究費を受けてスタートし、現在は国立情報学研究所が中心となり、研究機関や大学も参加して管理・運営されています。

　[専門用語辞書]のページでは「生物学」に関係する専門用語の検索ができるので、生物学関係の辞書が読みたいときなどに便利です。また、[文献検索]のページでは、PubMed（p.68）の論文も日本語で検索することができます。

▶「褥瘡の看護」を例に日本語キーワードで検索してみよう

　まず、複数の日本語の単語の間にスペースをはさんで入力します。「褥瘡　看護」と検索枠に入れたら、[英語キーワード候補の選択]のチェックボックスにチェックを入れます 図3-23 ❶。

　[検索]をクリックすると❷、それぞれの日本語の単語を英訳したキーワード候補が現れます❸。

　探したい英訳キーワードのチェックボックスをチェックして❹、[英語キー検索]をクリックします❺。

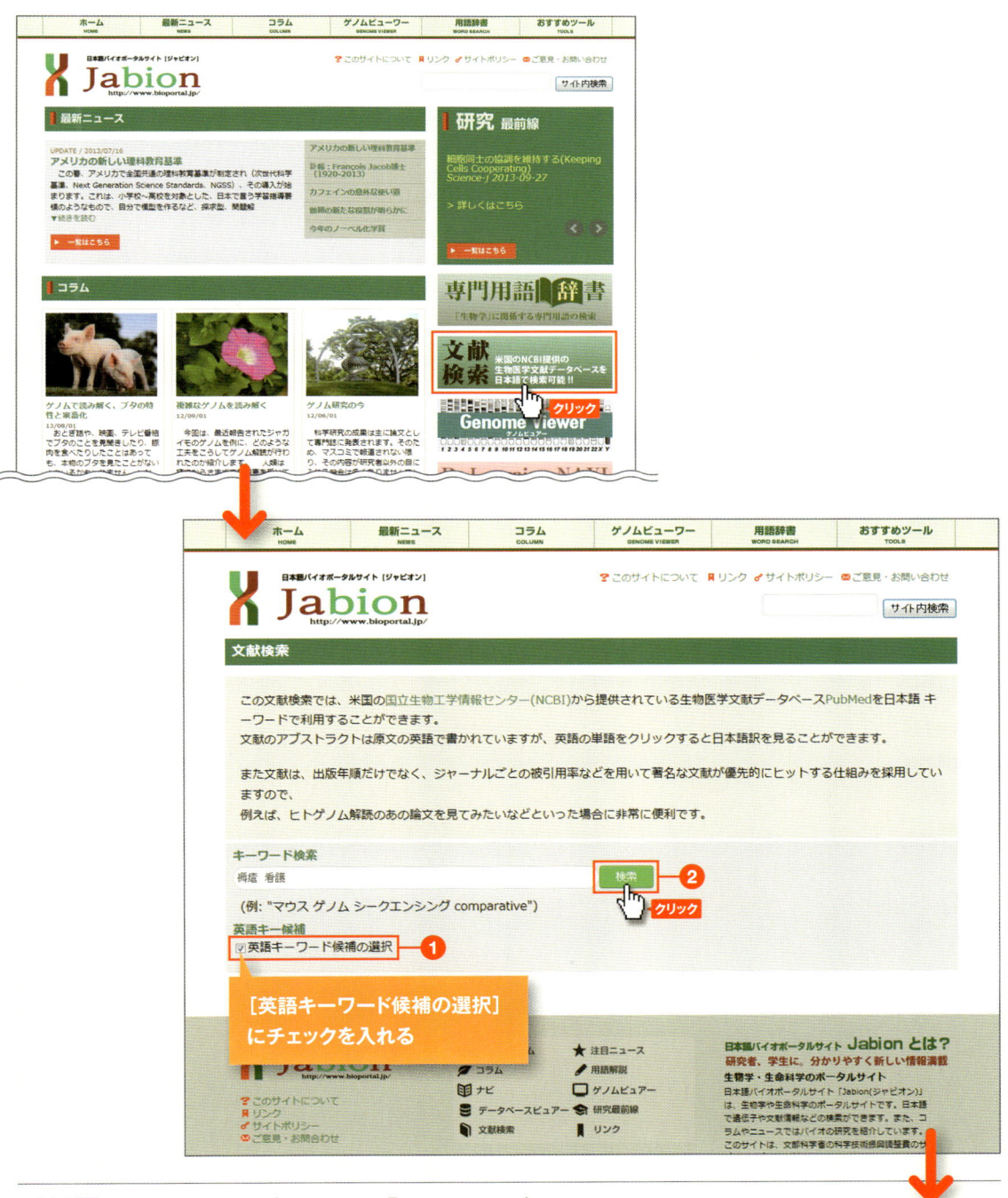

図3-23 Jabion のトップページと「褥瘡　看護」での検索画面（つづく）

看護師のためのWeb検索・文献検索入門 | **129**

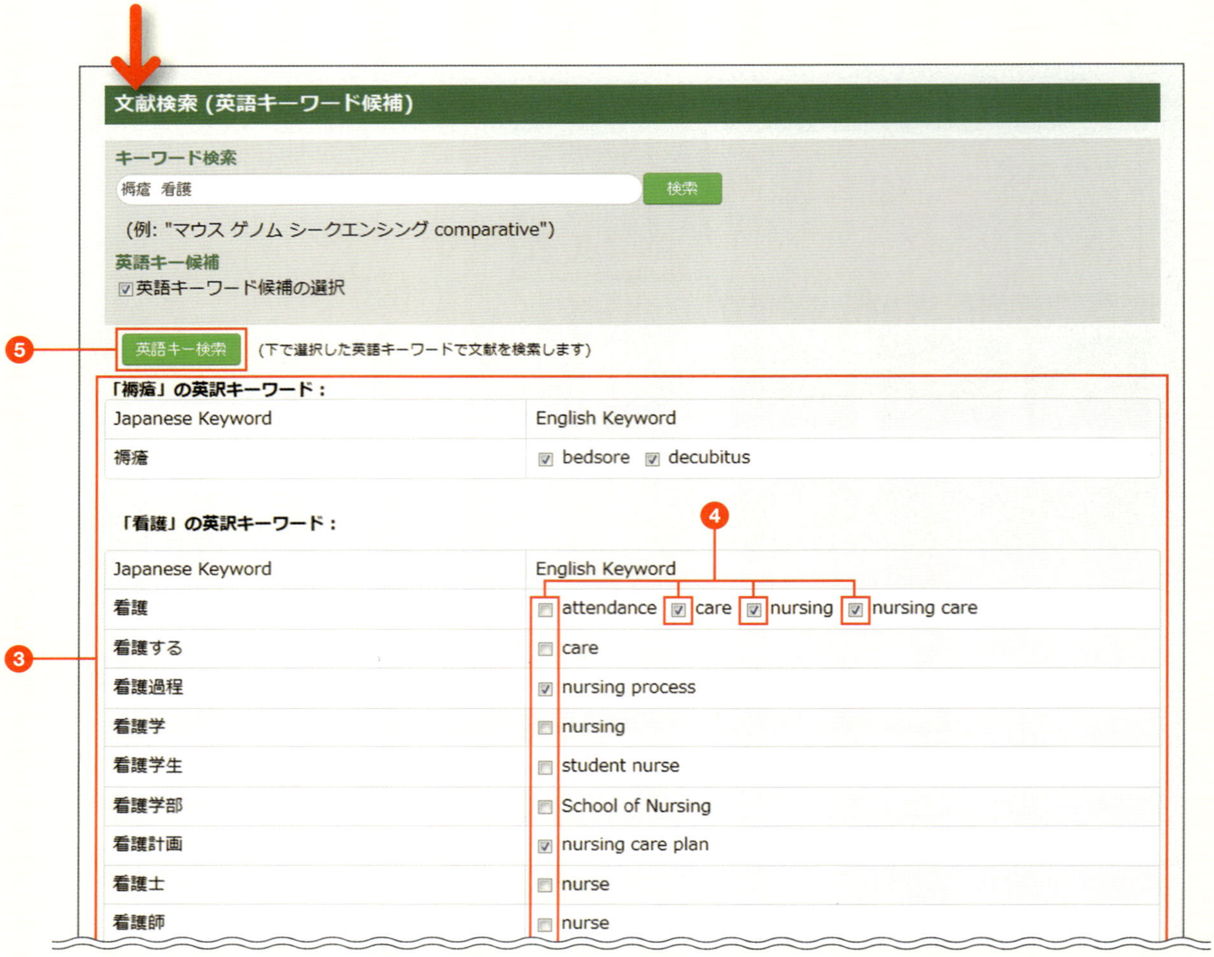

第3章 | 看護に役立つデータベースとWebサイト

文献検索（英語キーワード候補）

キーワード検索
［褥瘡　看護］　　［検索］
（例："マウス ゲノム シークエンシング comparative"）
英語キー候補
☑ 英語キーワード候補の選択

❺［英語キー検索］（下で選択した英語キーワードで文献を検索します）

「褥瘡」の英訳キーワード：

Japanese Keyword	English Keyword
褥瘡	☑ bedsore　☑ decubitus

「看護」の英訳キーワード：

Japanese Keyword	English Keyword
看護	☐ attendance　☑ care　☑ nursing　☑ nursing care
看護する	☐ care
看護過程	☑ nursing process
看護学	☐ nursing
看護学生	☐ student nurse
看護学部	☐ School of Nursing
看護計画	☑ nursing care plan
看護士	☐ nurse
看護師	☐ nurse

図3-23 Jabionのトップページと「褥瘡　看護」での検索画面（つづき）

PubMedの検索結果が表示されます 図3-24（上）。PMID番号をクリックすると❶、詳細が別画面で開きます 図3-24（下）。論文タイトルと、抄録の英単語をクリックすると❷、日本語訳が別の窓に表示されます 図3-24 ❸。

もっと絞り込んだ検索を行いたい場合は、英文の単語だけここで調べて、検索はPubMed（p.68）で行うとよいでしょう。

医学・看護英語を勉強したいと思う看護師にとっても有用なサイトです。

> **NOTE**
>
> **PMID番号**
> PubMed Unique Identifier の略で、PubMed が各論文に割りあてている番号のことです。

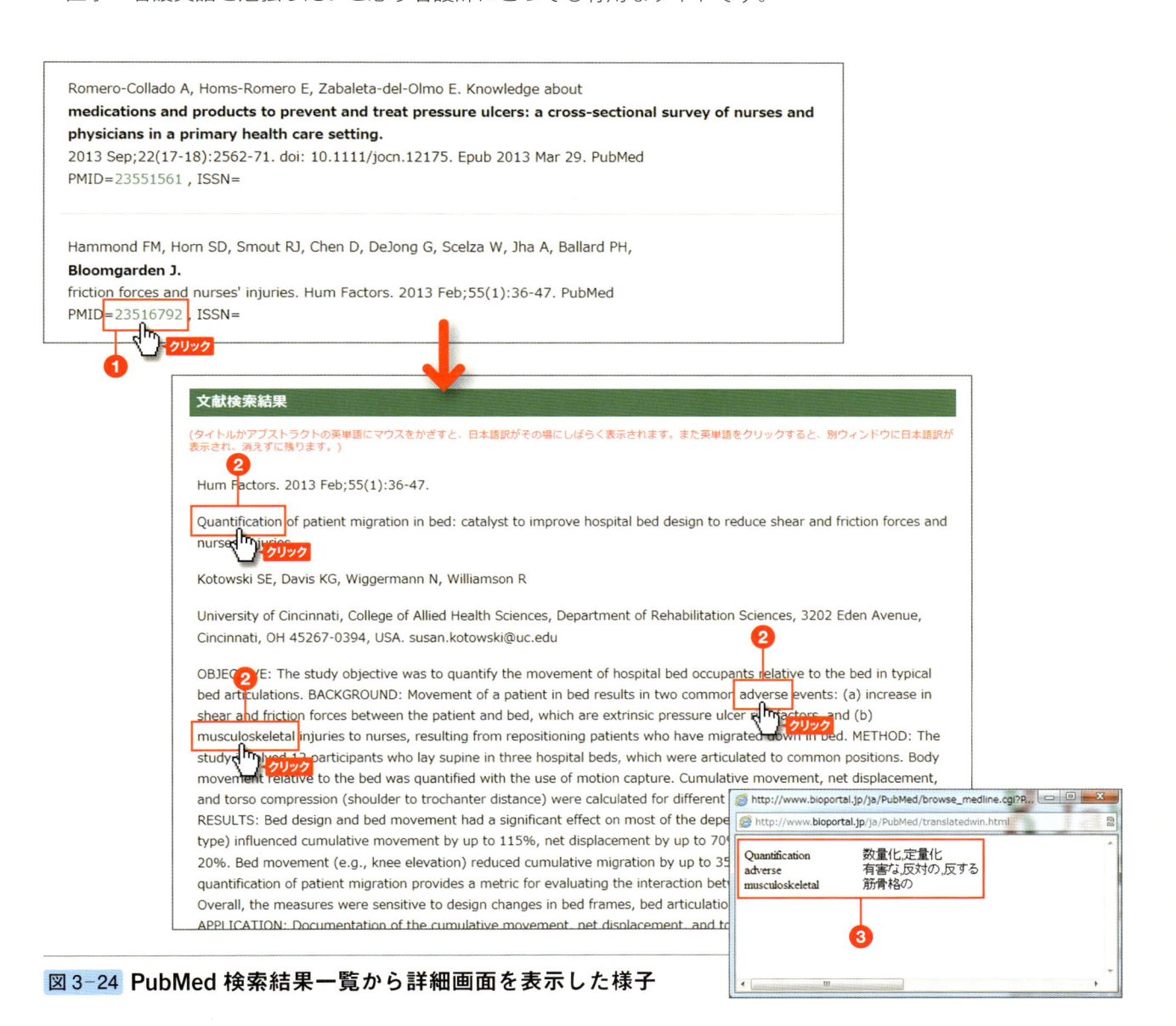

図3-24 PubMed検索結果一覧から詳細画面を表示した様子

no_11
闘病記ライブラリー

http://toubyoki.info/index.html

　看護師には、患者の心に寄り添い、闘病を支えるという使命があります。そのため、患者の気持ちを知るために闘病記を読みたいと考える方がいます。また、同じ病気を経験した人の闘病記を紹介して欲しいと患者から言われる場合もあります。そのようなときに役立つのが、闘病記ライブラリーです。

　闘病記ライブラリーは「健康情報棚プロジェクト」によって作成され、NPO法人連想出版により運営されているサイトです。このサイトでは、図書館司書によって選択された闘病記、約700冊が12の疾患別書棚に分類されています 図3-25 。画面上の棚をクリックすると❶、さらに細かい病名の一覧が現れ、闘病記を検索することができます。ここでは、［乳がん］を検索してみます❷。

　また、読みたい書籍の背表紙をクリックすれば、本の詳細情報や「目次」、どのような経緯で書かれたかがわかる「前書き」などが表示され、実際に本のページをめくるようなイメージで内容を知ることができます 図3-26 。

　闘病記を選択する際は、次の点に注意しましょう。

- 病院や薬、健康食品の宣伝ではないもの
- 科学的裏づけがなく、特定の民間療法や宗教を含み、「○○で病気が治った」というものには注意
- 図書館にある闘病記なら、上記の選択基準を満たしているものが多いので信頼度が高い

COLUMN
闘病記関連の情報

- 都立中央図書館には、闘病記が260種の病名分類によって約1,600冊所蔵されています（2013年3月現在）。都立中央図書館のWebサイトで、健康・医療情報コーナー［医療情報サービス］→［闘病記文庫のリスト］とクリックしていくと、闘病記の書誌情報が確認できます。http://www.library.metro.tokyo.jp/tabid/408/Default.aspx
- 石井保志：闘病記文庫入門（JLA図書館実践シリーズ17）．日本図書館協会，2011（図書）．著者は、闘病記ライブラリーを作成した「健康情報棚プロジェクト」の代表者で、この本には280の病名分類によって2,270冊の闘病記が掲載されています。

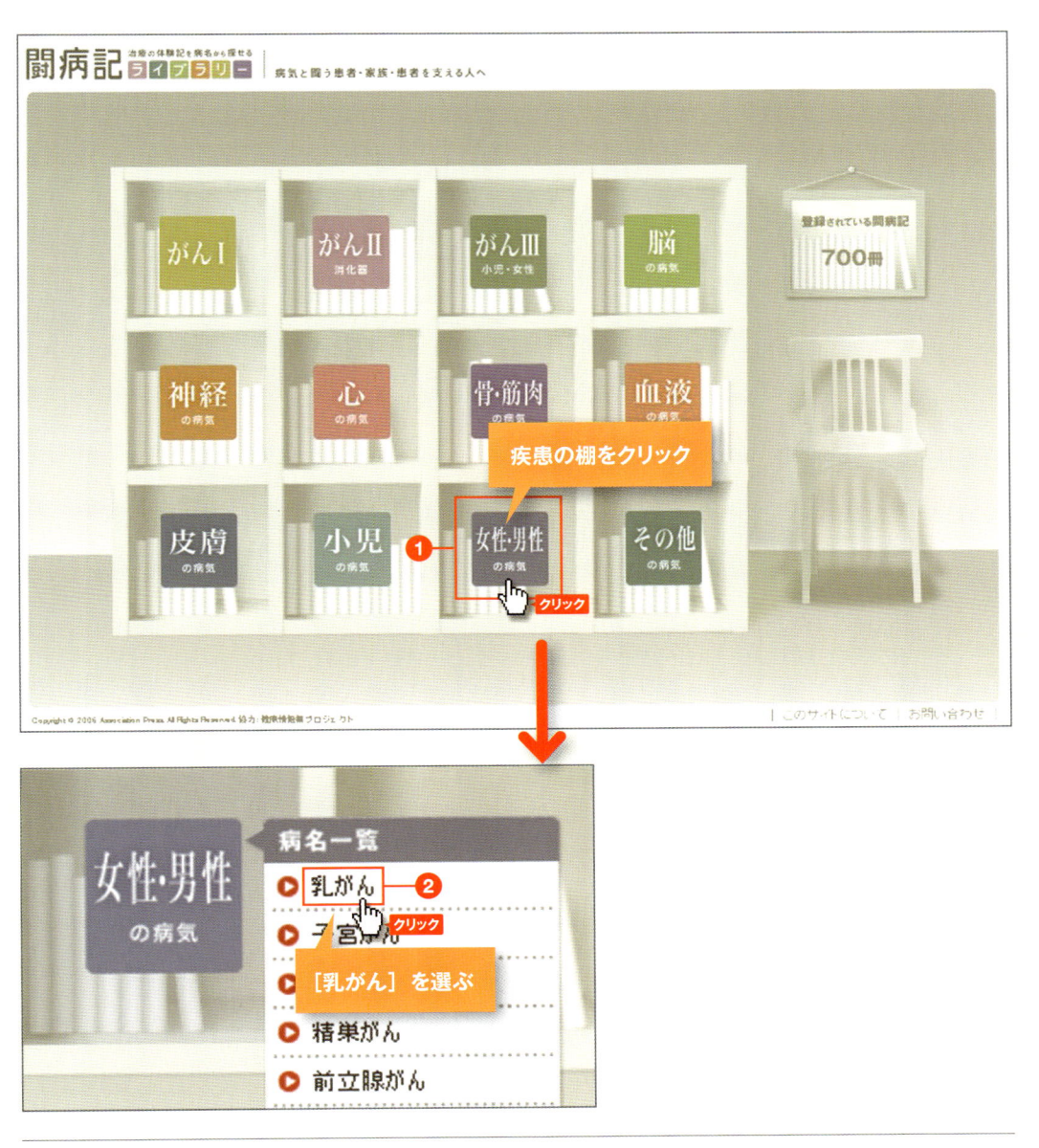

図3-25 闘病記ライブラリーで乳がんの闘病記を探す場合

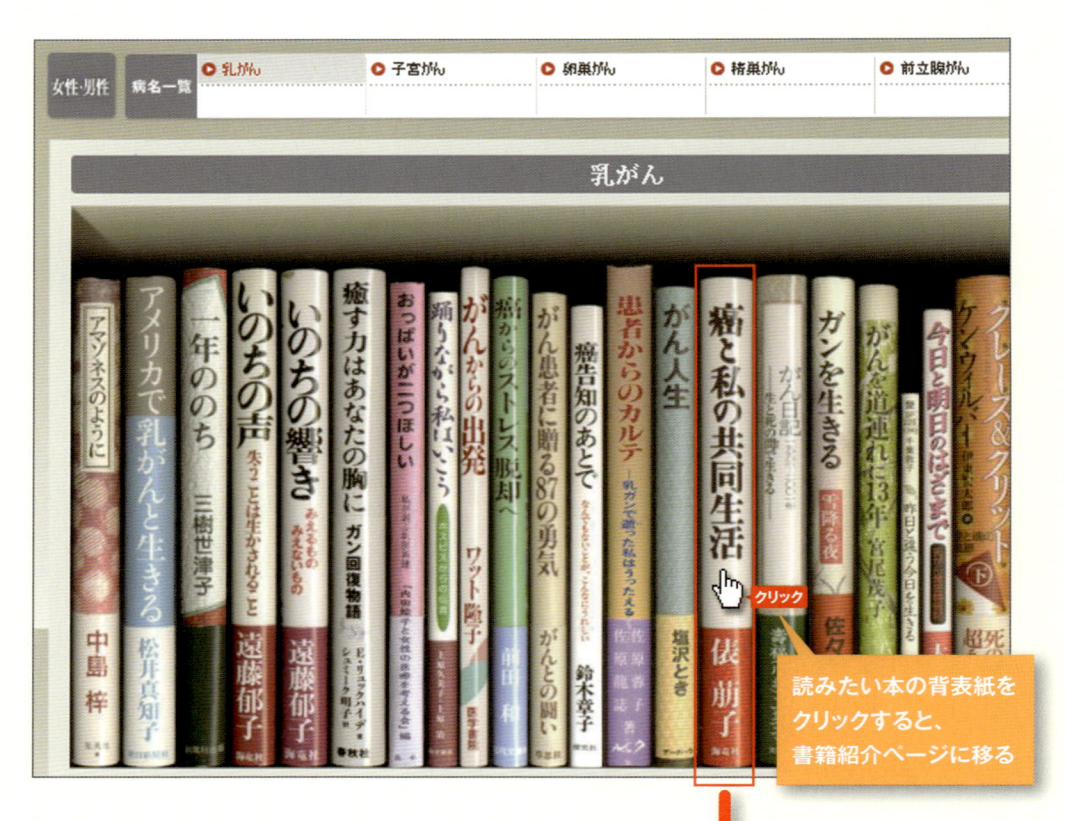

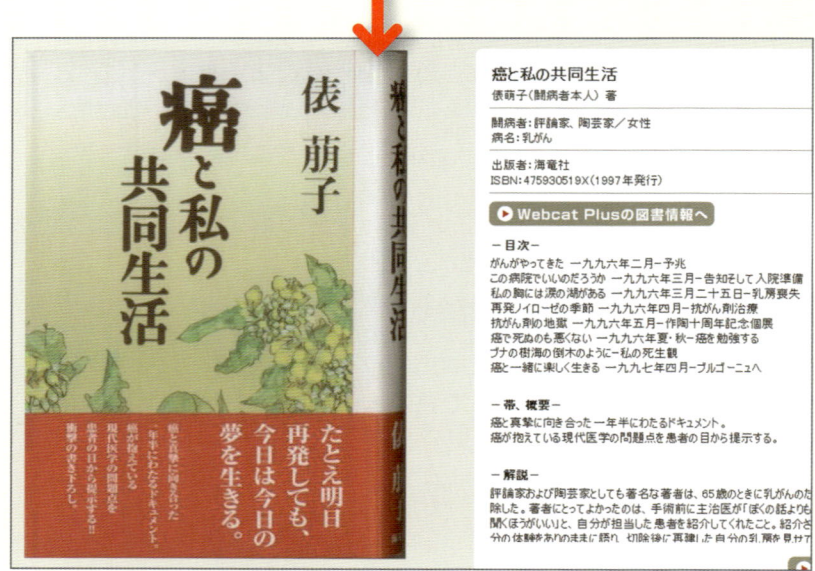

図3-26　書籍の詳細情報の表示方法

11 » 闘病記ライブラリー

看護師のための Web 検索・文献検索入門 | 135

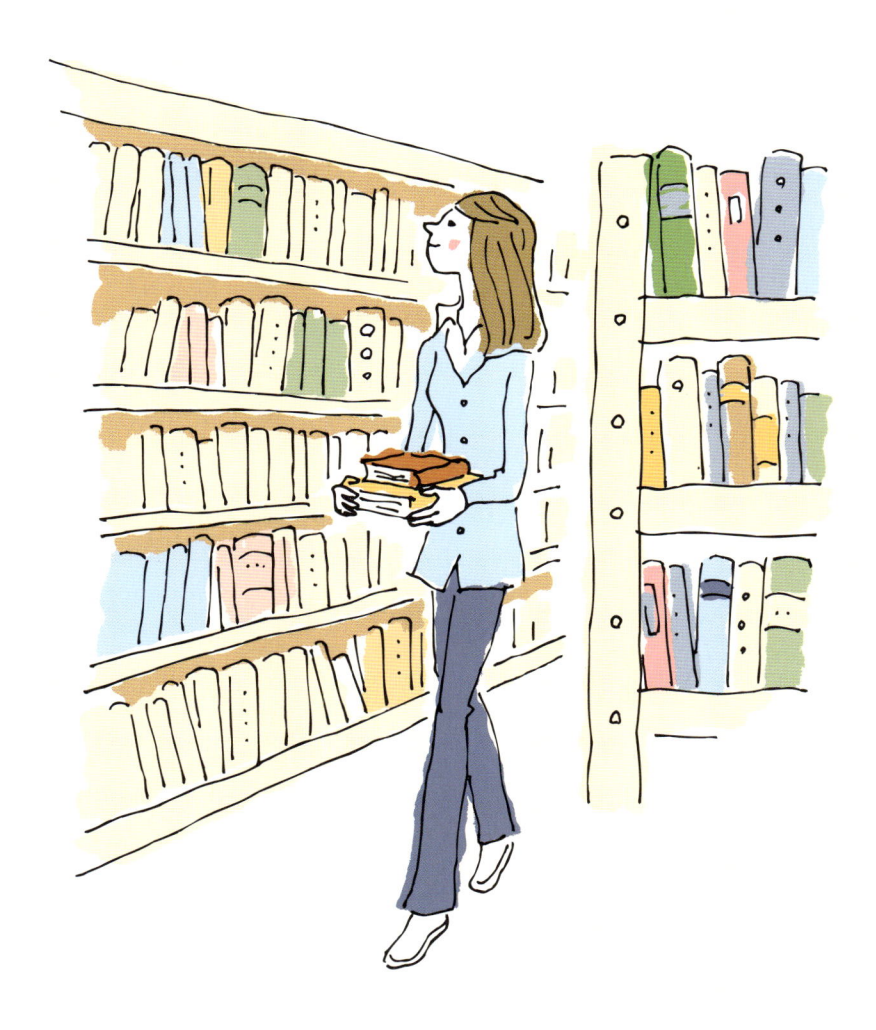

no_12

DiaL（社会老年学文献データベース）

http://dia.or.jp/dial/

　DiaL（DIA'S LIBRARY ON SOCIAL GERONTOLOGY）は、ダイヤ高齢社会研究財団が作成している社会老年学の日本語文献データベースです。このデータベースでは主に1980年以降の看護学、医学、社会福祉、心理学、社会学などの雑誌56タイトルを扱っており、雑誌論文の書誌事項と抄録を検索することができ、幅広い分野から高齢者に関して調べることができます。

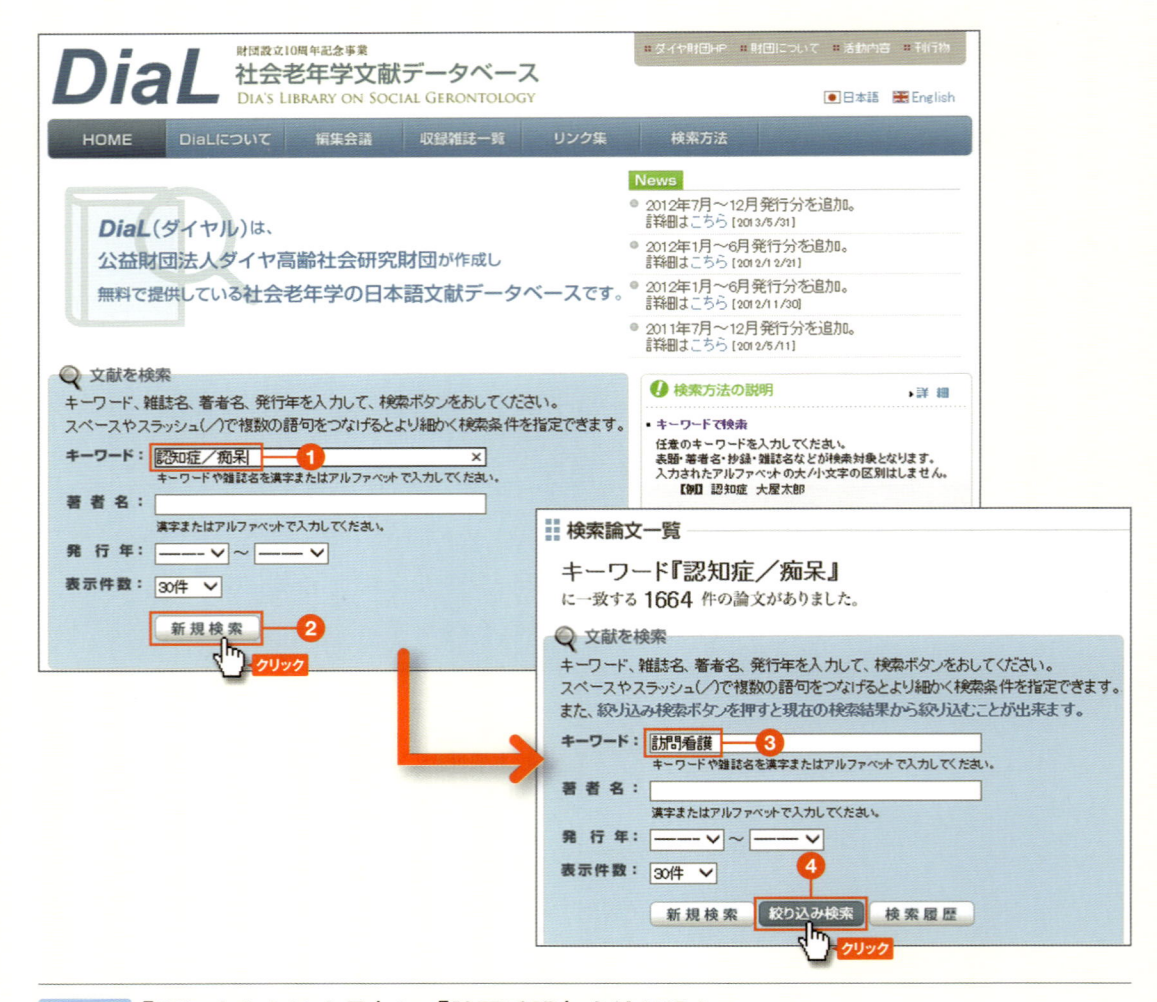

図3-27　「認知症または痴呆」に「訪問看護」を絞り込む

▶「認知症の訪問看護」をテーマに検索してみよう

　DiaL のホームページを開き、キーワード欄に「認知症」と以前使われていた「痴呆」 図3-27 ❶ を入力して［新規検索］をクリックします ❷。DiaL では、複数のキーワードのうちどれか1つでもあてはまれば検索される「OR 検索」を行うためには、キーワードとキーワードの間に「／」（全角のスラッシュ）を入れます。

　開いた画面のキーワード欄に「訪問看護」❸ と入れて［絞り込み検索］をクリックすると ❹、検索結果が表示されます 図3-28 。抄録を読みたい論文のチェックボックスにチェックを入れて［論文表示］をクリックすると ❺、詳細が表示されます。

論文名のボックスにチェックを入れて［論文表示］をクリックすると、抄録などの詳細が表示される

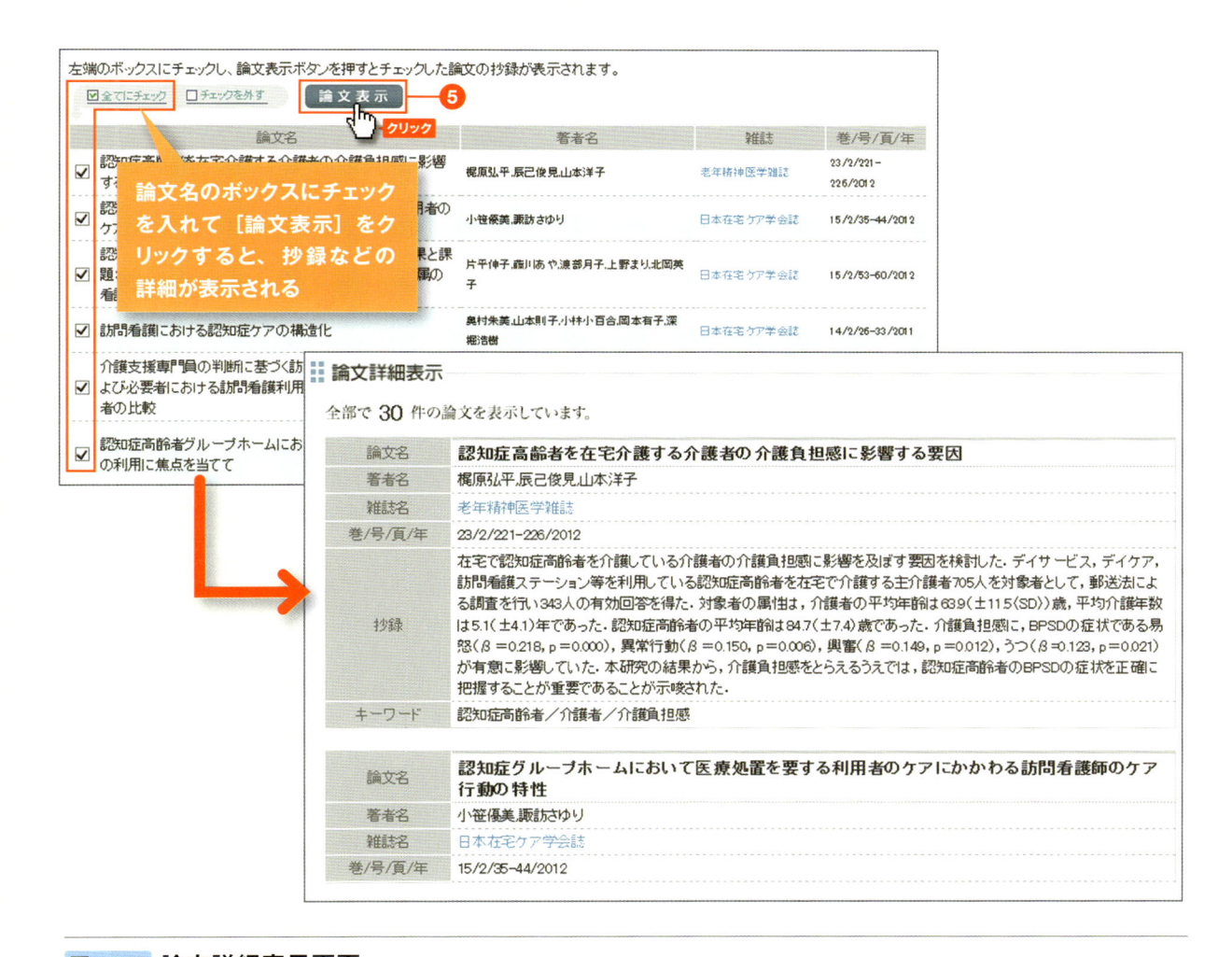

図3-28 論文詳細表示画面

no_13 子ども総研データベース

http://www.aiiku.or.jp/index.htm

　子ども総研データベースとは、恩賜財団母子愛育会の研究所が母子保健や子ども家庭福祉などの情報を提供しているサイトです。

　この図書室が所蔵している1980年以降の産科、周産期、新生児、母子関係、保健、看護、保育・育児心理、社会福祉関係の90タイトルの雑誌文献を検索することができます。

▶「虐待児のケア」について検索してみよう

　[子ども総研データベース]をクリックして 図3-29 ❶、日本子ども家庭総合研究所データベースに入り、「雑誌文献」の[検索]をクリックします❷。

　図3-30 の論文題名欄に「虐待」と「ケア」を入力して❸、[条件検索]をクリックします❹。

　検索結果は、おおむね発行年の古い順から表示されるので、最新の論文から見たいときは、ページ表示のプルダウンをクリックして、最新のページから確認します❺。

　また、トップページの[図書室]からは文献複写を申し込むことができます❻。

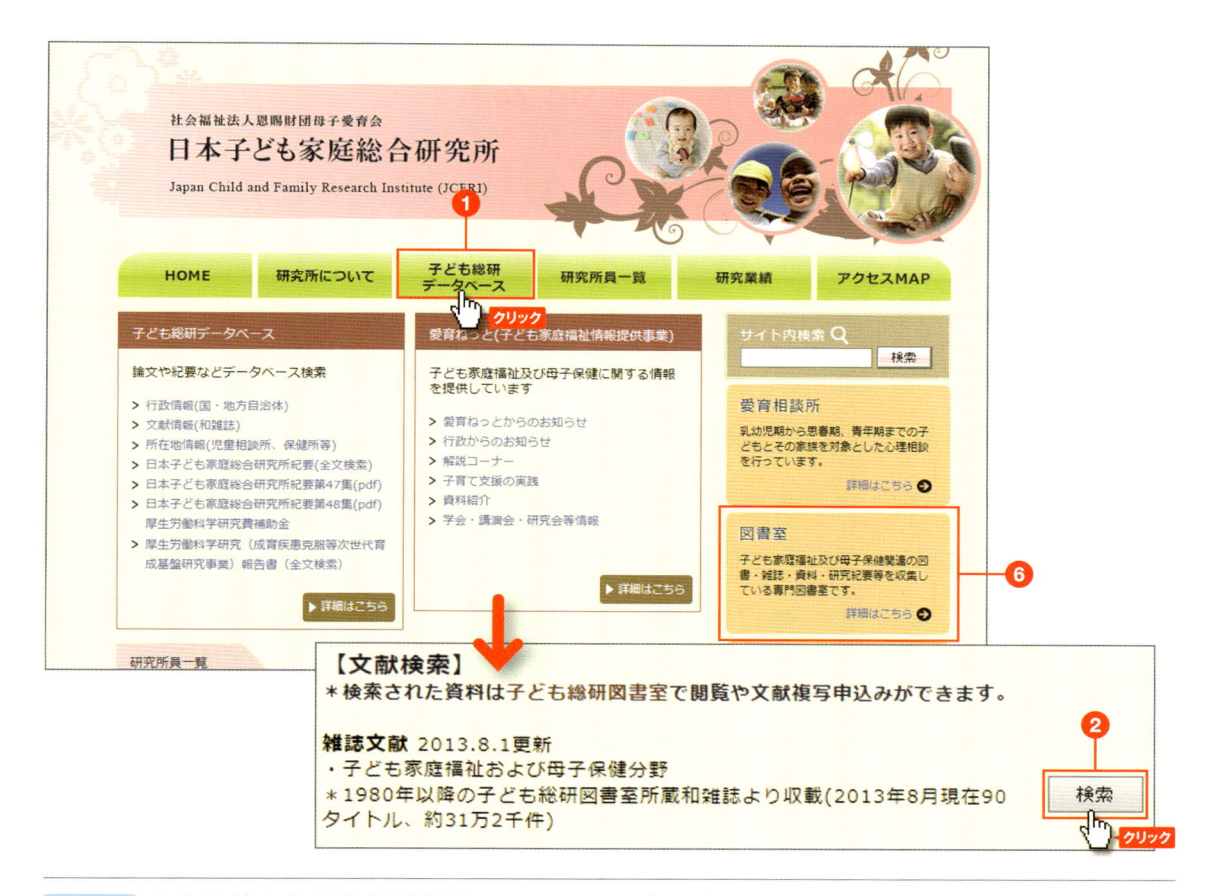

図3-29 日本子ども家庭総合研究所のホームページとデータベース

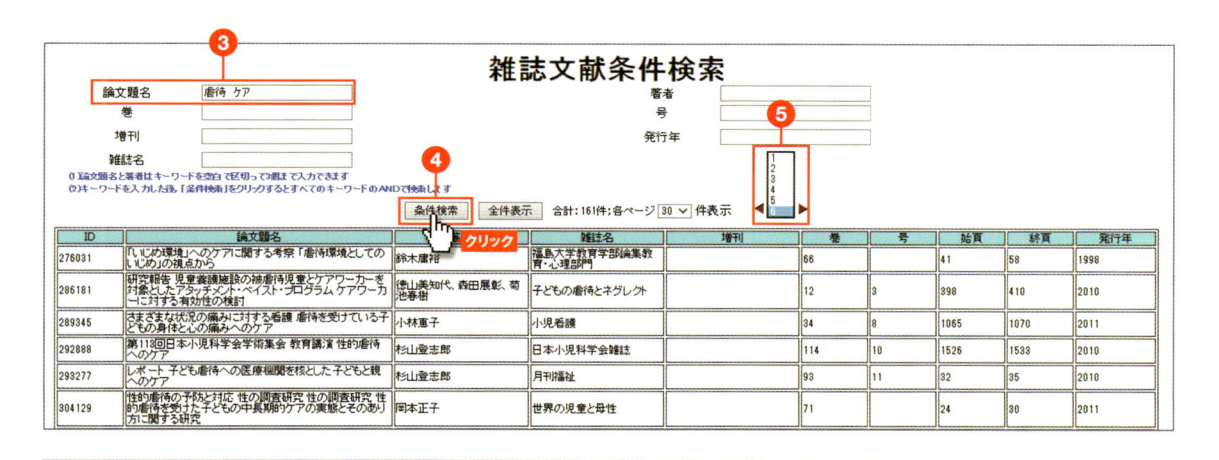

図3-30 雑誌文献条件検索の画面

no_14

Winet（女性情報ポータル ウィネット）

http://winet.nwec.jp/

　Winet（女性情報ポータル ウィネット）は、国立女性教育会館（NWEC）で所蔵されている文献情報のデータベースです。女性学・ジェンダー・子育て・ハラスメント等に関する資料にくわえ、看護や医療、介護に関する資料も多数ヒットします。

▶実際に検索してみよう

　たとえば「在宅ケア」で雑誌論文を検索してみましょう。Winet のトップページ左側の［雑誌記事・新聞記事を探す］をクリックし 図3-31 ❶、検索画面に進みます。次に、検索条件欄に「在宅ケア」と入力し❷、[検索] をクリックすると❸、検索結果一覧が表示されます。新聞記事は、EBM が曖昧なため、医療系では利用しないことが多いのでチェックを外しましょう。

　Winet では、女性情報シソーラスによって同義語の「在宅介護」や「在宅看護」についても同時に検索することができます。また通常、医学系データベースには収録されていない社会学・福祉系の雑誌が多いため、患者への対応時などに幅広く役立つサイトです。

> **NOTE**
> 複写等の料金
> 1 枚あたり 35 円かかり、送料は実費です。

COLUMN
女性情報シソーラス

　このシソーラスは、主に女性と関わりの深い領域の情報を探すために作成された用語集です。3,065 の索引用語と 1,351 の関連用語からできています。女性に特化した問題だけでなく、健康・医療・保健衛生や介護の項目などには、在宅介護や看護関係の用語も多く採用されています。

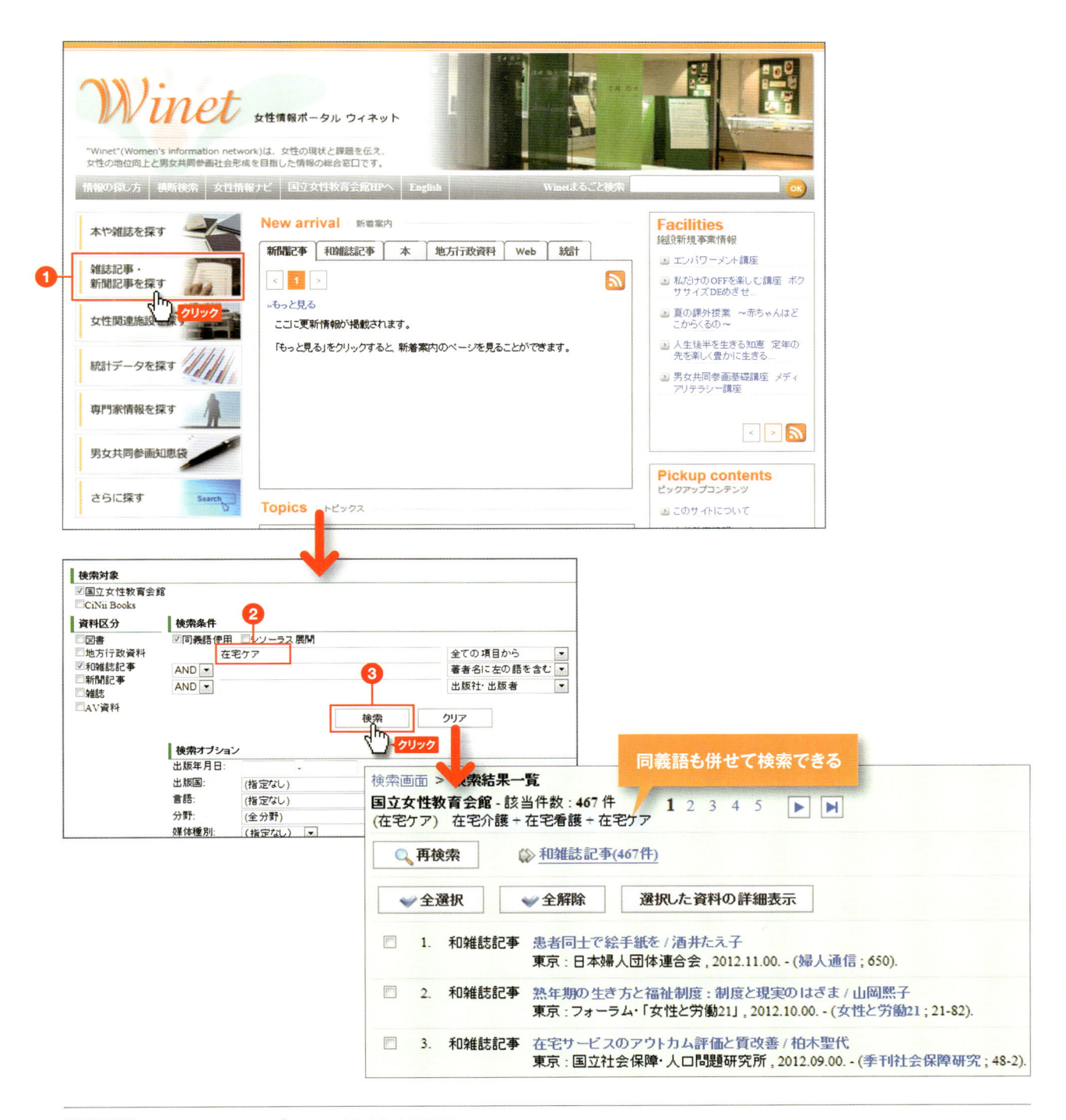

図3-31 Winetのトップページと検索画面

no_15

心理尺度（項目）データベース

http://www.minamis.net/scale_search/mpsbmain.html

　看護では、患者の心理状態を把握したり、疼痛の程度をはかるために、種々の心理尺度や測定用具を利用してケアや看護研究に役立てることがあります。

　心理尺度（項目）データベースは、心理学領域で作成された尺度（もしくは質問項目）が掲載されている論文や出版物などを検索するシステムです 図3-32 。1,261のレコード（2013年7月末日現在）から構成され、三重大学教育学部教育心理学教室により運営されています。

　尺度の名称や論文タイトル、掲載雑誌、尺度作成者の氏名などから検索できます 図3-33 。看護で利用する場合は、論文タイトルの欄に「看護」「発達」「ストレス」「尺度」「心理」「幼児、児童」など、自分が探したい事柄に近いキーワードを入れ、検索結果から必要な尺度を選択しましょう。また、掲載雑誌の欄に「看護」と入れると、看護雑誌で"心理尺度"が利用された論文を検索できます。

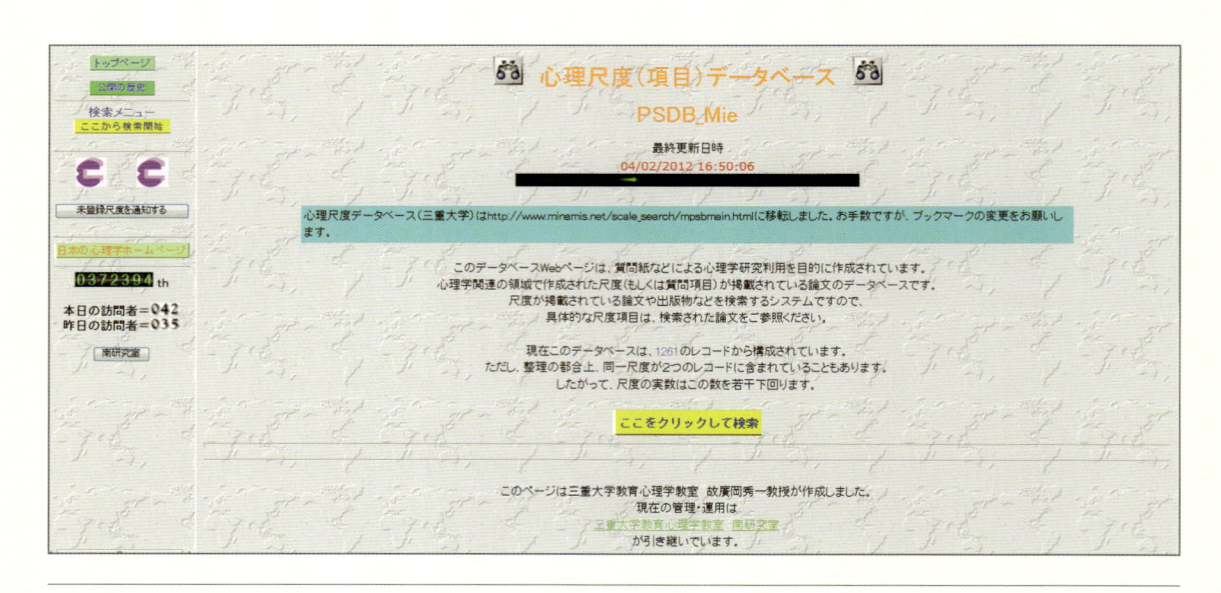

図3-32 心理尺度（項目）データベースのホームページ

▶ 論文タイトル欄に「看護」と入力した例

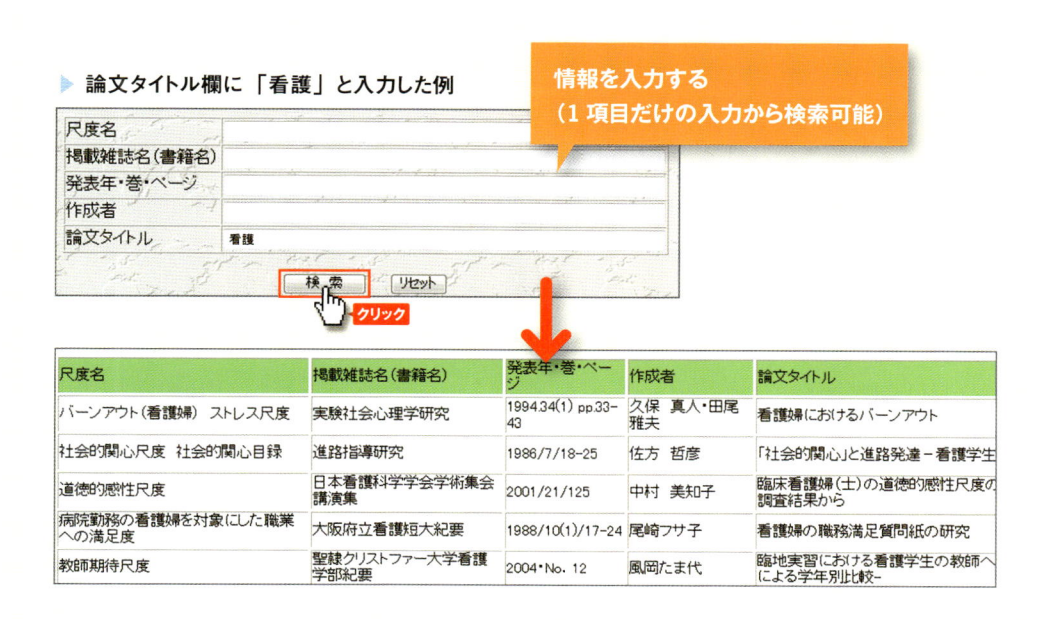

尺度名	掲載雑誌名(書籍名)	発表年・巻・ページ	作成者	論文タイトル
バーンアウト(看護婦) ストレス尺度	実験社会心理学研究	1994,34(1) pp.33-43	久保 真人・田尾 雅夫	看護婦におけるバーンアウト
社会的関心尺度 社会的関心目録	進路指導研究	1986/7/18-25	佐方 哲彦	「社会的関心」と進路発達-看護学生
道徳的感性尺度	日本看護科学学会学術集会講演集	2001/21/125	中村 美知子	臨床看護婦(士)の道徳的感性尺度の調査結果から
病院勤務の看護婦を対象にした職業への満足度	大阪府立看護短大紀要	1988/10(1)/17-24	尾崎フサ子	看護婦の職務満足質問紙の研究
教師期待尺度	聖隷クリストファー大学看護学部紀要	2004・No.12	風岡たま代	臨地実習における看護学生の教師への期待-による学年別比較-

情報を入力する
（1項目だけの入力から検索可能）

▶ 論文タイトル欄に「ストレス」と入力した例

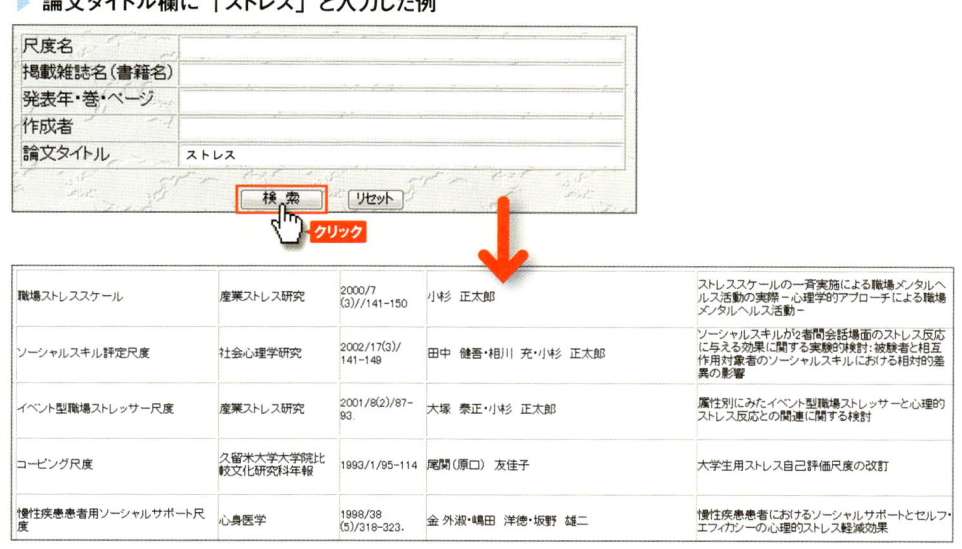

職場ストレススケール	産業ストレス研究	2000/7(3)//141-150	小杉 正太郎	ストレススケールの一斉実施による職場メンタルヘルス活動の実際-心理学的アプローチによる職場メンタルヘルス活動-
ソーシャルスキル評定尺度	社会心理学研究	2002/17(3)/141-149	田中 健吾・相川 充・小杉 正太郎	ソーシャルスキルが2者間会話場面のストレス反応に与える効果に関する実験的検討:被験者と相互作用対象者のソーシャルスキルにおける相対的差異の影響
イベント型職場ストレッサー尺度	産業ストレス研究	2001/8(2)/87-93.	大塚 泰正・小杉 正太郎	属性別にみたイベント型職場ストレッサーと心理的ストレス反応との関連に関する検討
コーピング尺度	久留米大学大学院比較文化研究科年報	1993/1/95-114	尾関(原口) 友佳子	大学生用ストレス自己評価尺度の改訂
慢性疾患患者用ソーシャルサポート尺度	心身医学	1998/38(5)/318-323.	金 外淑・嶋田 洋徳・坂野 雄二	慢性疾患患者におけるソーシャルサポートとセルフ・エフィカシーの心理的ストレス軽減効果

図3-33 論文タイトルに「看護」や「ストレス」を入れた検索例

no_16 食品成分データベース

http://fooddb.mext.go.jp/

　文部科学省が生活習慣病の予防等を目的として食品成分データベースを提供しています 図3-34 。食品に含まれる成分を検索できる食品成分データベースでは、『日本食品標準成分表2010』『日本食品標準成分表2010準拠　アミノ酸成分表』『五訂増補　日本食品標準成分表　脂肪酸成分表編』の3つの成分表をデータソースとしています。

　食品の廃棄率・エネルギー・水分・タンパク質・脂質・炭水化物・灰分の一般成分などを確認できることにくわえて、重さを入力すると、それに見合った成分が表示されるので、献立作成や食事管理に活用できます。

　インターネットから誰でも利用でき、食事指導を行うときや、患者が自分で栄養管理を行う場合にも活用できます。

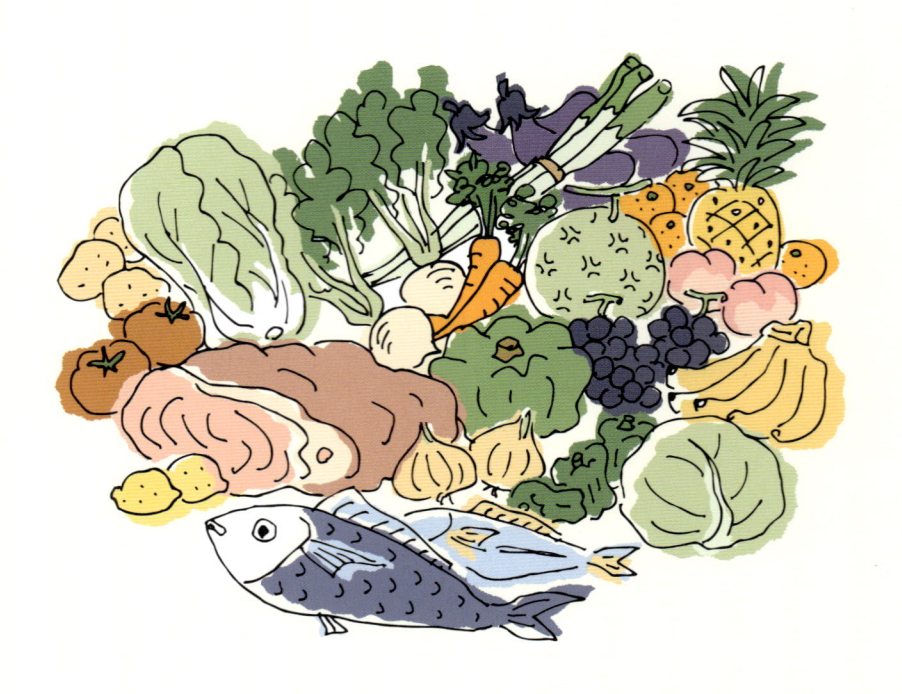

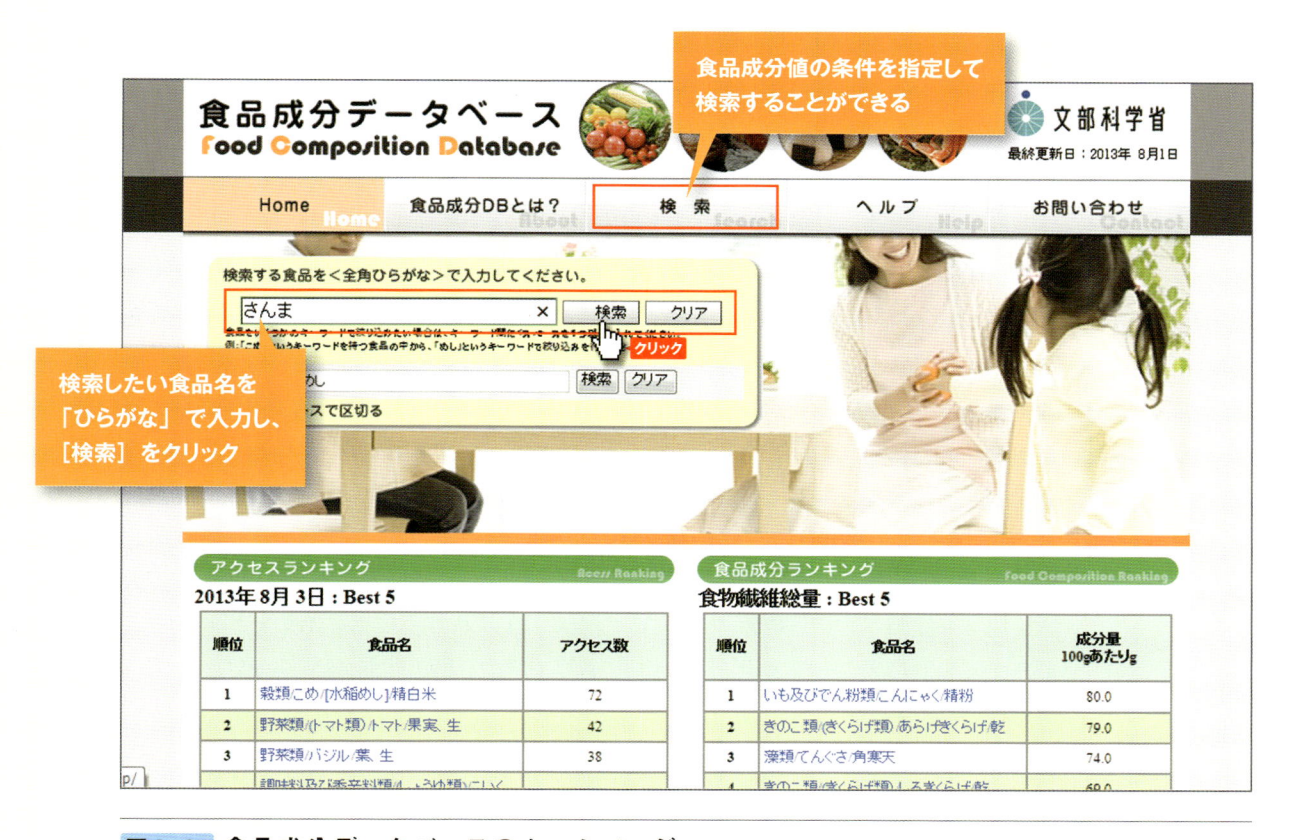

図3-34 食品成分データベースのホームページ

no_17

UMIN（ユーミン / 大学病院医療情報ネットワーク）

http://www.umin.ac.jp/

　UMIN（University hospital Medical Information Network）は、大学病院医療情報ネットワーク協議会が運営している、医療者のための研究教育に関する情報サイトです。

　看護関連のサイトに入るには、まずトップページの［リンク］をクリックして 図3-35 ❶、医療・生物学系の情報に移ります。そこで、［看護学］❷から医学関係者用公開サービスに進み、［看護学一般］❸をクリックします。

　看護関連の情報公開では、鹿児島大学医学部附属病院が提供する［看護度分類］❹を利用することができます。また、［WEB HISTOLOGY］❺は、学生のための人体解剖学や組織学の自己学習サイトです。著作権は運営者にあるため、利用は個人のみに限り、無断コピー禁止等の制限はありますが、豊富な画像や解説は、理解を深めるのに有益です。

　その他、看護関係の［関連する学会・研究会等］❻の一覧などもあります。一般公開されていますが、会員登録をすると、メールアドレスの取得等登録者限定のサービスが受けられます。

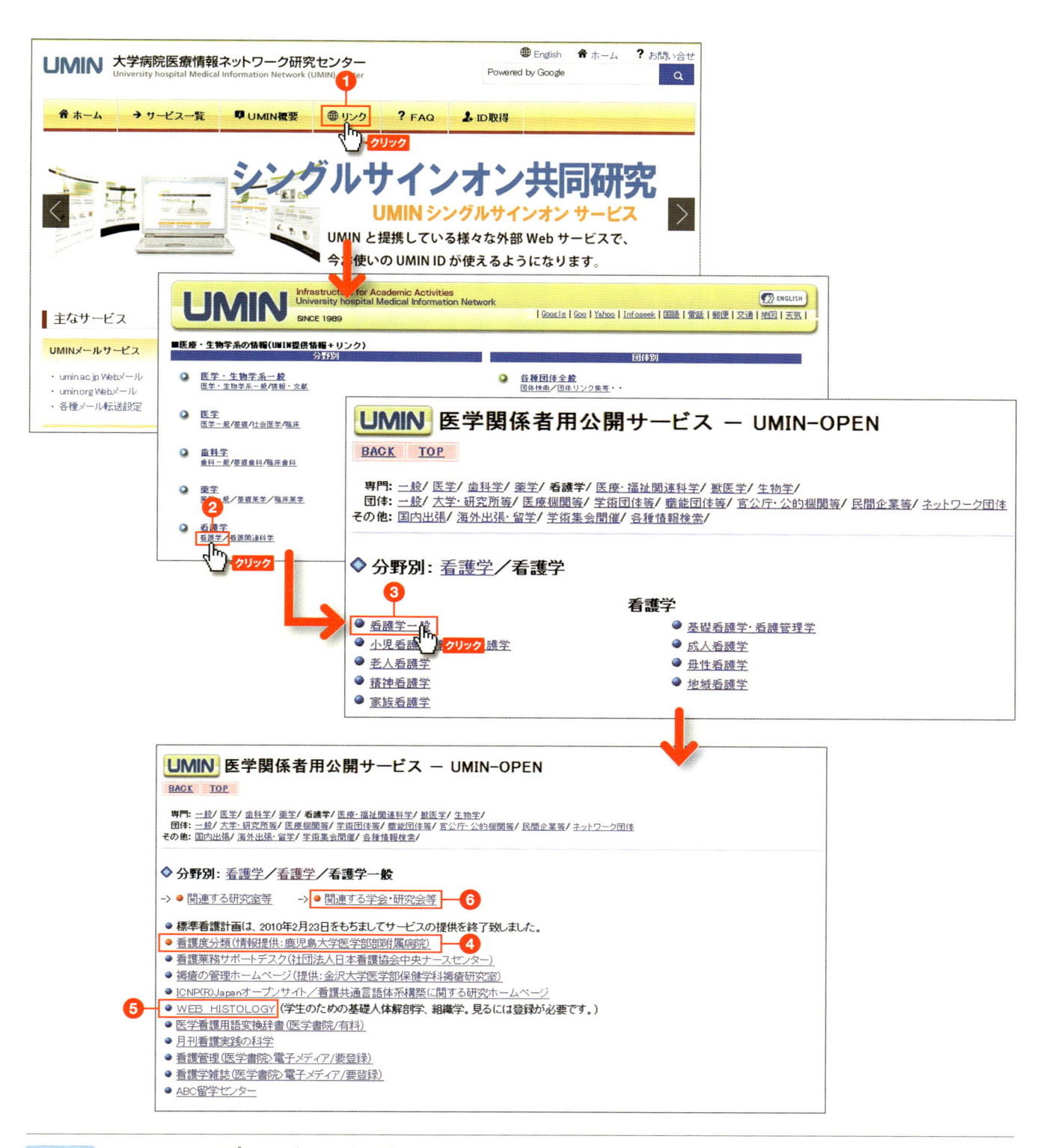

図 3-35 **UMIN のトップページから看護学一般まで**

看護師のための Web 検索・文献検索入門 | 147

おすすめの医療情報リンク集

本書で紹介したデータベースやWebサイト以外にも、医療情報を提供するさまざまなサイトがあります。下記に、おすすめのWebサイトをいくつかあげてみました。

医療情報サイト

健康の森　https://www.med.or.jp/forest/
日本医師会が運営しているサイトで、いろいろな疾患や健康情報が図表・動画入りでわかりやすく説明されています。

日本歯科医師会　http://www.jda.or.jp/index.html
「テーマパーク8020」には、嚥下障害やがん治療時の口腔ケアなどが紹介されています。

e-ヘルスネット（旧：健康ネット）　http://www.e-healthnet.mhlw.go.jp/
健康に関する一般向け情報が満載されており、生活習慣やメタボリック症候群の改善サービス支援などの項目があります。厚生労働省が運用している「メタボリック症候群が気になる方のための健康情報サイト」です。

看護ネット　http://www.kango-net.jp/
聖路加国際大学が運営している市民と看護職を結ぶコミュニティーサイトです。子ども・女性・高齢者・がん・在宅などの看護についてやさしく解説しています。また、「よろず相談所」では、看護や介護、育児の疑問や相談を直接受け付けています。

がん関係

キャンサーネットジャパン　http://www.cancernet.jp/
がんに関する情報提供サービスをしているNPO法人のサイトで、現在は約十数名の医師のほか、看護師、がん患者、患者家族などによって運営されています。

くすりを探す

かんじゃさんの薬箱　http://www.generic.gr.jp/
日本ジェネリック医薬品学会が運営するジェネリック医薬品の情報サイトです。ジェネリック医薬品を積極的に取り入れている医療機関の検索などができます。

iyaku Search　http://database.japic.or.jp/is/top/index.jsp
日本医薬情報センター（JAPIC）が運営する、国内外の医薬品情報データベースです。医薬文献情報、臨床試薬情報、日本の新薬などの項目があります。

索引 INDEX

欧文

▶あ行

CINAHL	80
CiNii Articles	64
Dial（看護学学術文献データベース）	136
Google	15
International Nursing Index	89
JDream Ⅲ	44
J-STAGE	44
MEDLINE	89
MeSH	71
Minds 医療情報サービス	112
NDL-OPAC（国立国会図書館蔵書検索・申込システム）	48
PMID 番号	131
PubMed	89
Search details	73
Thesaurus	35
UMIN（ユニバーシティ病院医療情報ネットワーク）	146
Web 情報	9, 10
―の入手	11
―の信頼度	12
―の特徴	10
Wikipedia	14
Winet（女性情報ポータルサイト）	140

和文

▶あ行

医学中央雑誌	24
一次資料	9
医中誌 Web	24
医薬品医療機器総合機構	119
引用文献	21

ウィキペディア | 14
おくすり 110 番 | 118

▶か行

下位語	35
機関リポジトリ	15
北里大学電子情報検索システム（北里大学継続雑誌目録）	120
ギャル	15
検索キーワード	20
検索式	20
厚生労働科学研究成果データベース	124
厚生労働省	116
国がん情報サービス	102
国立国会図書館蔵書検索・申込システム（NDL-OPAC）	48
子ども総合データベース	138

▶さ行

最新看護索引 Web	56
雑誌論文	8
サブヘディング（副標目）	71
参考文献	21
シソーラス	35, 71
社会老年学文献データベース（Dial）	136
上位語	35
情報	
―の検索方法	6, 16
―の選択	14
情報リテラシー	2
医薬品データベース	144
書誌事項	8, 95
心理尺度（項目）データベース	142
診療ガイドライン	30, 112

索引 INDEX

▶ た行
- 条件検索 … 21
- テキストワード … 120
- 闘病記ライブラリー … 132
- 図書 … 8
- 二次資料 … 9
- 日本看護協会 … 108

▶ は・ま・や行
- 階層目次（サブヘディング） … 71
- ヒットワン … 35
- メルクマニュアル医学百科（家庭版） … 86
- 検索モデル式 … 17
- 論文の種類 … 33

- 日本語バイオメディカルサイト Jablon … 128

JJN スペシャル
看護師のための Web 検索・文献検索入門

発　行　2013 年 11 月 1 日　第 1 版第 1 刷 ©
　　　　2018 年 2 月 1 日　第 1 版第 3 刷

編　集　佐藤 雅子・和田 佳代子

発行者　株式会社 医学書院
　　　　代表取締役　金原 優
　　　　〒113-8719　東京都文京区本郷 1-28-23
　　　　電話 03-3817-5600（社内案内）

印刷・製本　三美印刷

本書の複製権・翻訳権・上映権・譲渡権・貸与権・公衆送信権（送信可能化権を含む）は株式会社医学書院が保有します。

ISBN978-4-260-01912-5

本書を無断で複製する行為（複写、スキャン、デジタルデータ化など）は、「私的使用のための複製」など著作権法上の限られた例外を除き禁じられています。大学、病院、診療所、企業などにおいて、業務上使用する目的（診療、業務遂行、研究活動等を含む）で上記の行為を行うことは、その使用範囲が内部的であっても、私的使用には該当せず、違法です。また私的使用に該当する場合であっても、代行業者等の第三者に依頼して上記の行為を行うことは違法となります。

[JCOPY] 〈出版者著作権管理機構　委託出版物〉
本書の無断複製は著作権法上での例外を除き禁じられています。複製される場合は、そのつど事前に、出版者著作権管理機構（電話 03-3513-6969，FAX 03-3513-6979，info@jcopy.or.jp）の許諾を得てください。

＊「JJN スペシャル A to Z NURSING」は株式会社医学書院の登録商標です。